NESTLÉ ZUKUNFTSSTUDIE

Wie is[s]t Deutschland 2030?

NESTLÉ ZUKUNFTSFORUM
TNS INFRATEST
DFV MEDIENGRUPPE

Inhalt

6 Vorwort Renate Schmidt, Vorsitzende des Nestlé Zukunftsforums und Bundesfamilienministerin a. D.

8 Geleitwort Gerhard Berssenbrügge, Vorsitzender des Vorstandes Nestlé Deutschland AG

10 Wie lebt Deutschland 2030?

20 Wie is[s]t Deutschland 2030?

36 Wer gestaltet die Zukunft?

44 Co-Creation

DIE FÜNF ZUKUNFTSSZENARIEN

54 Ressourcenschonende Ernährung in einer werteorientierten Gesellschaft

80 Gemeinschaftliches Essen als Erlebnis in einer entstrukturierten Gesellschaft

104 Reflektierter Genuss in einer auf Eigenverantwortung setzenden Gesellschaft

130 Ernährung zur Selbstoptimierung in einer leistungsorientierten Gesellschaft

154 Einfaches Sattwerden in einem virtuellen Umfeld

178 Prognose: So entwickeln sich die sieben Nestlé Ernährungstypen

182 Schlussfolgerungen der Mitglieder des Nestlé Zukunftsforums

ANHANG

193 Die Mitglieder des Nestlé Zukunftsforums

196 Die Teilnehmer der Experten-Workshops

200 Die Teilnehmer der Konsumenten-Workshops

203 Abbildungsverzeichnis

206 Quellenverzeichnis

208 Impressum

Wir wollen eine qualifizierte Debatte über die Zukunft unserer Ernährung führen.

Und noch 'ne Studie? Ja, noch eine Studie, denn diese ist anders: Sie beschreibt nicht die Gegenwart unseres Umgangs mit Lebensmitteln, sondern die mögliche Zukunft, beurteilt durch Verbraucherinnen und Verbraucher im Hinblick auf Wahrscheinlichkeit, Affinität und Attraktivität und eingebettet in den gesellschaftlichen Kontext.
Wir vom Nestlé Zukunftsforum - einem Zusammenschluss unabhängiger Expertinnen und Experten unterschiedlichster Fachrichtungen - haben diese Studie beauftragt. Wir sind überzeugt, dass sich technologischer und demografischer Wandel, höhere Erwerbsbeteiligung von Frauen, ein verändertes Arbeitsleben, Klimawandel und veränderte Familienstrukturen auf die Produktion, den Handel und den Verzehr von Lebensmitteln auswirken werden. Wir möchten die Erkenntnisse der Studie dazu nutzen, um gemeinsam mit allen Interessengruppen rund um das Thema Ernährung - also Verbrauchern, Lebensmittelindustrie, Handel, Politik und Landwirtschaft - eine qualifizierte Debatte über die Zukunft unserer Ernährung zu führen.
Unsere Vorgehensweise war hierbei außergewöhnlich. In einem so bisher im Lebensmittelbereich nicht stattgefundenen „Co-Creation-Prozess" haben wir Expertinnen und Experten aus den unterschiedlichsten Bereichen von Architektur bis zum Maschinenbau, von der Soziologie bis zur Werbung nach den Einflussfaktoren auf unser künftiges Ernährungs- und Einkaufsverhalten befragt. Gemeinsam mit zukunftsaffinen Verbraucherinnen und Verbrauchern wurden auf dieser Basis fünf Zukunftsszenarien entwickelt, die

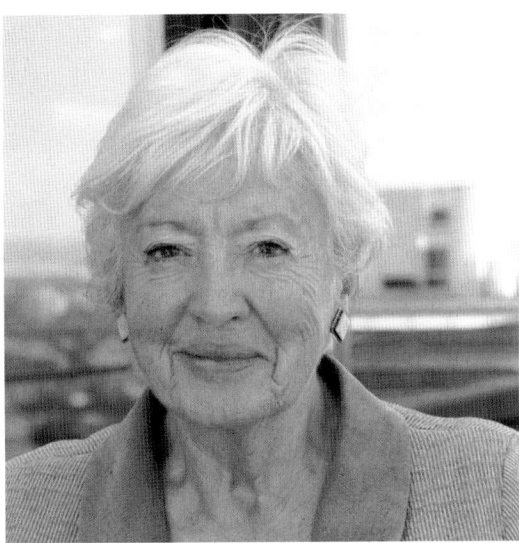

wir wiederum durch eine repräsentative Umfrage haben bewerten lassen. Wird also künftig der „Spion im Kühlschrank" sitzen und uns unseren Einkauf diktieren? Werden unsere Armbanduhren mit den entsprechenden Apps uns die für uns richtigen Lebensmittel vorschreiben, weil wir so gesünder bleiben? Werden wir uns von Algen, Insekten und In-vitro-Fleisch ernähren, weil wir so die Umwelt schonen und weil uns unsere Wertvorstellungen Massentierhaltung verbieten? Werden wir unsere Mahlzeiten gemeinsam mit wildfremden Menschen einnehmen und das toll finden? Müssen sich die Lebensmittelindustrie und der -handel vollkommen umstellen, weil werteorientierte Verbraucherinnen und Verbraucher „wertvolle Lebensmittel" überwiegend online ordern?
Wird das Essen aus dem 3-D-Drucker kommen, und akzeptieren Verbraucherinnen und Verbraucher die Pasta, die aus dem Drucker kommt (eine italienische Nudelfirma experimentiert bereits damit)?
Derzeit kann man allenthalben vom „nudging" lesen, also vom Anstupsen zum vernünftigen Verhalten. Die Nestlé Zukunftsstudie lässt unterschiedliche Trends und Tendenzen erkennen, eines aber überwiegt: Die künftigen „Anstupser" werden die selbstbewussten und aufgeklärten Verbraucherinnen und Verbraucher sein. Es werden sich alle verändern müssen, die Produzenten, der Handel, der Verbraucherschutz und die Politik, um diesen neuen Bedürfnissen Rechnung zu tragen, aber auch, um Risiken dieses Veränderungsprozesses zu minimieren und seine Chancen zu erkennen.

RENATE SCHMIDT

BUNDESFAMILIENMINISTERIN A.D.

VORSITZENDE DES NESTLÉ ZUKUNFTSFORUMS

Liebe Leserinnen und Leser,

vor Ihnen liegt die Nestlé Zukunftsstudie. Sie gibt Antworten auf die Frage „Wie is[s]t Deutschland 2030?". Doch - wie realistisch sind die skizzierten Zukunftsvisionen? Und was sind diese Erkenntnisse überhaupt wert?
In die Zukunft zu blicken ist schwierig - und lohnend zugleich. Schwierig, weil sich zukünftige Entwicklungen nicht mit absoluter Sicherheit vorhersagen lassen, konkret benannte Zukunftsvisionen jedoch zur Verpflichtung werden können. Lohnend, weil ein Blick in die Zukunft die Möglichkeit schafft, gemeinsam Vorstellungen vom Besseren zu entwickeln.
Dies genau ist der Anspruch des Nestlé Zukunftsforums. Gegründet 2010, versteht sich das Nestlé Zukunftsforum als Initiator, Impulsgeber und Moderator einer gesellschaftsübergreifenden Debatte über die Ernährung der Zukunft. Als Gastgeber dieses Forums bieten wir Experten aus unterschiedlichen Bereichen eine Plattform, um sich mit der Ernährung in der Zukunft auseinanderzusetzen und branchenübergreifend in den Dialog zu treten.
Diese Gastgeberrolle übernehmen wir nur allzu gerne, bietet sie uns doch die Möglichkeit, eine fundierte und zielgerichtete Diskussion über künftige Chancen zu unterstützen.
Gemeinsam mit Ihnen möchten wir Einflussfaktoren auf unser Ernährungsverhalten reflektieren und einen breit angelegten Austausch ermöglichen.

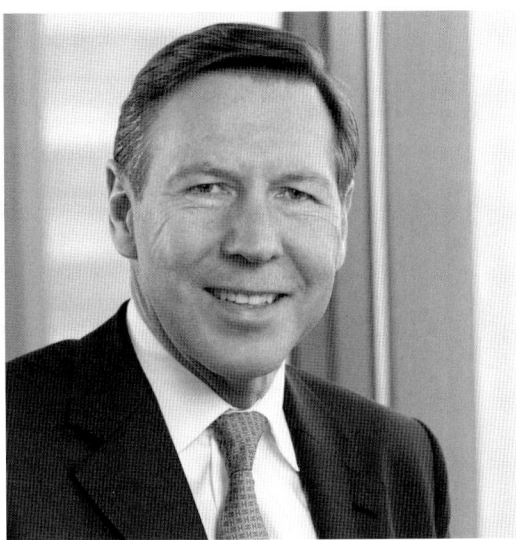

Vor diesem Hintergrund hat das Nestlé Zukunftsforum in der Vergangenheit immer wieder die Gleichzeitigkeit des Wandels von Gesellschaft und Ernährung beleuchtet und dazu eingeladen, sich den damit verbundenen Herausforderungen zu stellen. Neben den Expertenmeinungen war es uns wichtig, dass die Verbraucher zu Wort kommen. Sie geben Aufschluss, welche Zukunft für sie attraktiv ist und in welchem Szenario sie die größten Chancen für sich sehen.

Die Studie zeigt, dass sich die Menschen in Deutschland einen schonenderen Umgang mit knapper werdenden Nahrungsressourcen wünschen und in Zukunft noch kritischer die Herkunft und Herstellung von Lebensmitteln hinterfragen werden. Dies bestärkt uns als Unternehmen darin, den bereits mit unserer Qualitätsinitiative „Qualität bedeutet mehr" eingeschlagenen Weg weiterzuverfolgen und somit unsere Wertschöpfungsketten noch transparenter zu gestalten. Auch andere interessante Themen zeichnen sich ab: eine stärkere Werteorientierung seitens der Verbraucher, die Personalisierung von Ernährung, eine steigende Online-Nachfrage für Lebensmittel und eine deutliche Erwartungshaltung hinsichtlich Inspiration und Beratung an den Handel. Eines ist für mich klar: Die Zukunft der Ernährung wird eine spannende Reise für alle Beteiligten.

GERHARD BERSSENBRÜGGE

VORSITZENDER DES VORSTANDES NESTLÉ DEUTSCHLAND AG

Wie lebt Deutschland 2030?

Deutschland im Jahr 2030. Das Leben in Deutschland funktioniert nicht grundlegend anders. Entwicklungen und Trends, die sich bereits 15 Jahre zuvor abzeichneten, haben sich manifestiert und prägen das Land und das Leben darin in vielerlei Hinsicht. Der Blick auf die Statistik zeigt: Die Deutschen sind weniger und älter geworden. 2030 zählt das Land 77,4 Millionen Einwohner – das sind rund 5% weniger als noch 2015. Die steigende Lebenserwartung und die in der Vergangenheit konstant niedrige Geburtenrate hat die Gesellschaft verändert: Es gibt 17% weniger Kinder und Jugendliche als noch 15 Jahre zuvor – statt 15,6 Millionen werden nur noch 12,9 Millionen Deutsche unter 20 Jahre alt sein; auch die Anzahl an Menschen im erwerbsfähigen Alter zwischen 20 und 65 Jahren ist um rund 15% gesunken; stattdessen sind nun 29% der Deutschen – 22,3 Millionen – 65 Jahre oder älter (Statistisches Bundesamt 2011).

ARBEIT: NICHT WENIGER, ABER ANDERS.

Die Entwicklung der demografischen Alterung und ihre Auswirkungen wurden schon lange prognostiziert. 2030 sind sie spürbar. Das Sozialsystem des 20. Jahrhunderts ist schlanker geworden. Mehr Eigenverantwortung ist notwendig. Mehr Deutsche arbeiten. Die gesamtwirtschaftliche Erwerbsquote beträgt 85%, das sind 2,2 Prozentpunkte mehr als 15 Jahre zuvor (BMAS 2013), da viele Personen später als noch vor 30 Jahren aus dem Be-

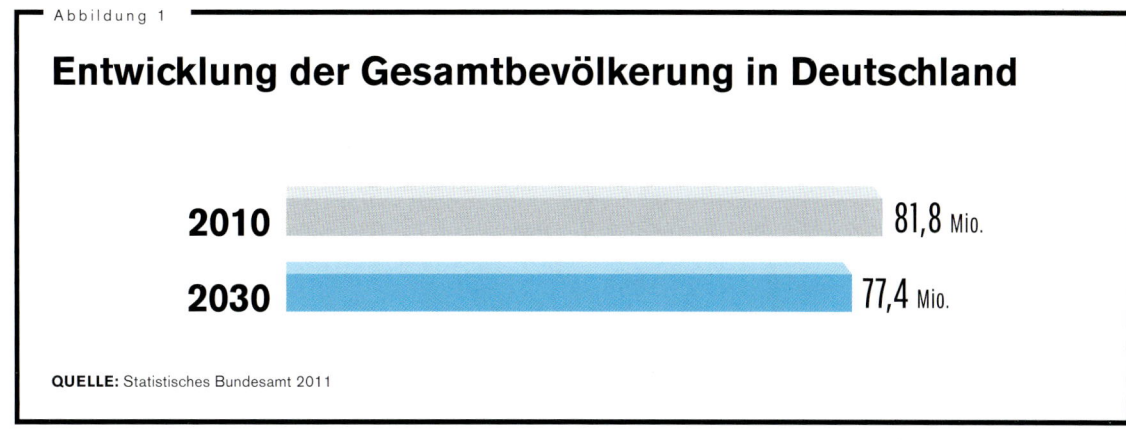

Abbildung 1

Entwicklung der Gesamtbevölkerung in Deutschland

2010 — 81,8 Mio.
2030 — 77,4 Mio.

QUELLE: Statistisches Bundesamt 2011

rufsleben ausscheiden und in Rente gehen. So liegen die Erwerbsquoten der 60- bis 64-Jährigen rund 13 Prozentpunkte höher als noch circa 15 Jahre zuvor (ebd.). Mehr Arbeit bedeutet jedoch nicht notwendigerweise mehr Geld oder einen sozialen Aufstieg. Darüber hinaus werden die Arbeitsverhältnisse flexibler. Arbeitszeit und -ort sind immer weniger fix vorgegeben. Bereits 2012 entschieden rund 60 % der Unternehmen, deren Mitarbeiter auch zu Hause arbeiten, wechselnd je nach Bedarf, wo, wann und wie sie eingesetzt

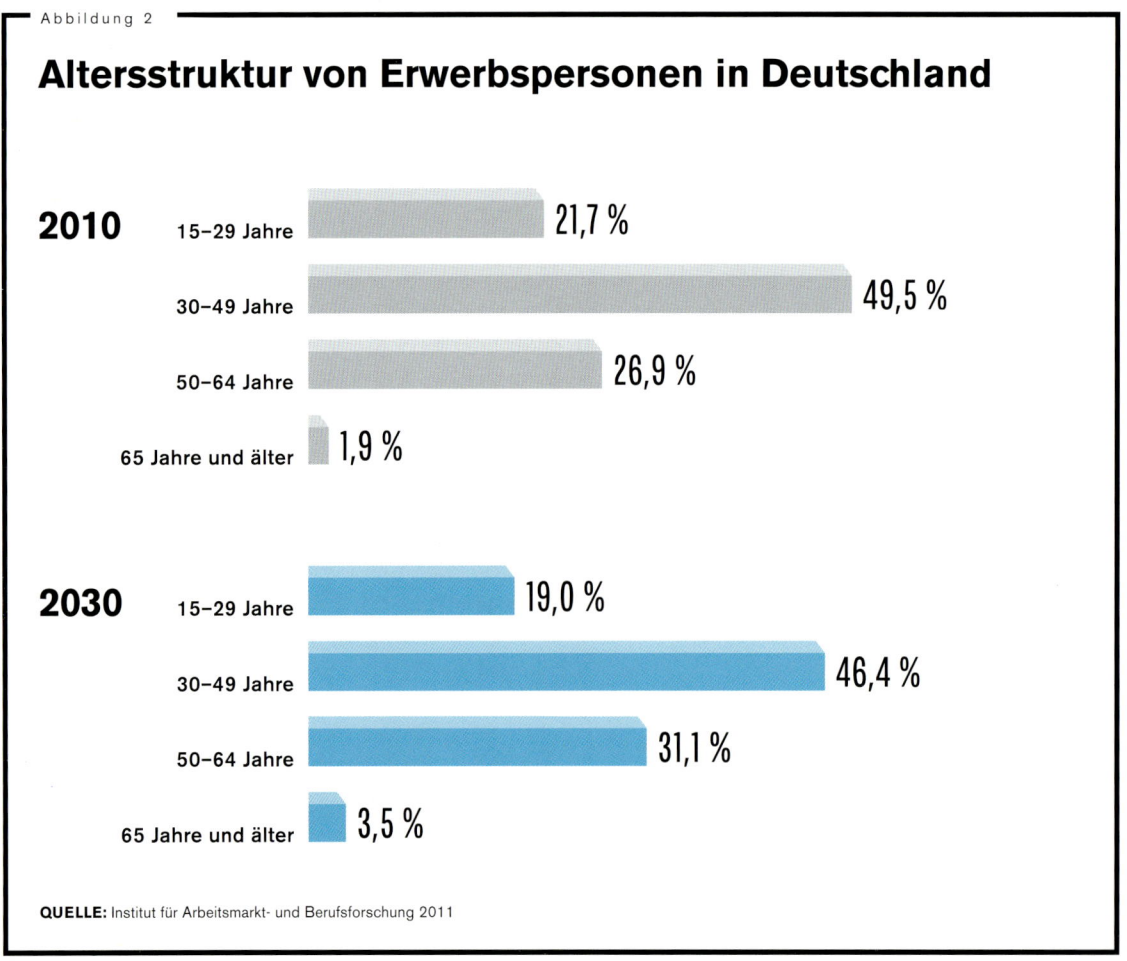

Abbildung 2

Altersstruktur von Erwerbspersonen in Deutschland

2010
- 15–29 Jahre: 21,7 %
- 30–49 Jahre: 49,5 %
- 50–64 Jahre: 26,9 %
- 65 Jahre und älter: 1,9 %

2030
- 15–29 Jahre: 19,0 %
- 30–49 Jahre: 46,4 %
- 50–64 Jahre: 31,1 %
- 65 Jahre und älter: 3,5 %

QUELLE: Institut für Arbeitsmarkt- und Berufsforschung 2011

wurden: zu Hause, im Büro oder beim Kunden; rund 40 % der Tätigkeiten in deutschen Großunternehmen entfielen auf Projektarbeiten und konnten keinen Routinen zugeordnet werden (bso 2012).

VIEL UNTERWEGS UND LUST AUFS TEILEN.

Der finanzielle Druck auf den Einzelnen ist größer geworden. Die Haushaltseinkommen sind in der Vergangenheit langsamer gestiegen als die Inflationsrate. Zudem ist der Anteil der Fixkosten für Wohnen, Energie und Mobilität höher als noch vor 15 Jahren. Moderne Technologien helfen dem Einzelnen zwar dabei, bei Wasserverbrauch, CO_2-Emissionen und Abfallmengen zu sparen. Die höheren Kosten für Ressourcen und Energieerzeugung verhindern dabei aber effektive Kosteneinsparungen. Noch stärker als die allgemeinen Lebenskosten haben die Ausgaben für Mobilität zugenommen. Gründe dafür sind, dass jeder öfter unterwegs ist und längere Strecken zurücklegt, aber auch, dass die Nutzung der unterschiedlichen Verkehrsmittel teurer geworden ist: Jeder Europäer legt rund 30 % mehr Personenkilometer zurück als noch rund 15 Jahre zuvor (Europäische Kommission 2013). Am stärksten steigt der Anteil der Flugreisen. Autofahren ist zwischen 50 % und 90 % teurer geworden, die Ausgaben für öffentliche Verkehrsmittel um rund 70 % bis 100 % (innoZ 2012). Als Strategie, mit den steigenden Kosten umzugehen und um gleichzeitig flexibel zu sein, haben sich Sharing-Modelle

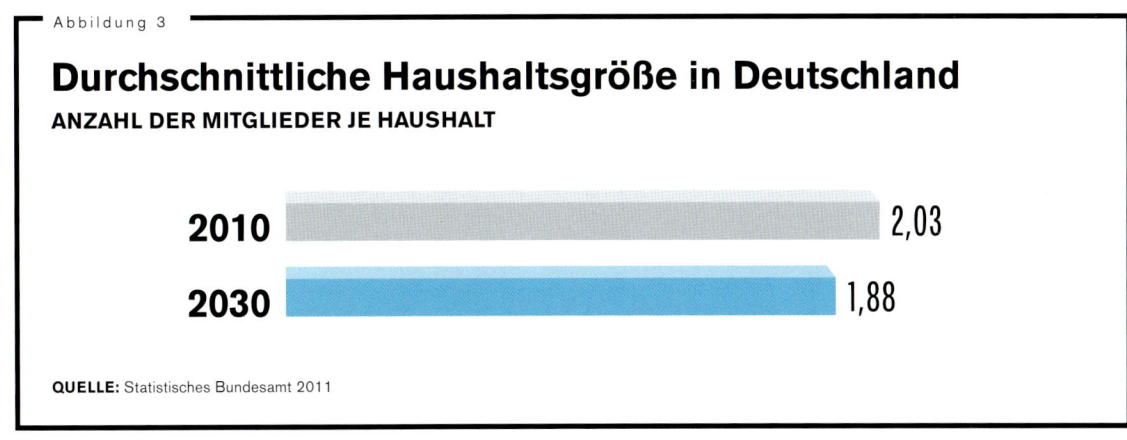

Abbildung 3

Durchschnittliche Haushaltsgröße in Deutschland
ANZAHL DER MITGLIEDER JE HAUSHALT

2010 — 2,03
2030 — 1,88

QUELLE: Statistisches Bundesamt 2011

durchgesetzt: Die durchgängige Vernetzung im Alltag hat es enorm erleichtert, sich gemeinschaftlich zu organisieren und damit die Kosten für jeden Einzelnen zu begrenzen. Nicht nur Fahrzeuge, auch Kleidung, Büros, Gärten und Werkzeuge, die man nur selten benötigt, werden geteilt. Das flexible Prinzip des „Zugangs statt Besitz" passt zum Lebensstil in den größer gewordenen Städten. 2030 leben 77,4 % der Bevölkerung in der Stadt (im Vergleich zu 75 % in Jahr 2014; Quelle: Vereinte Nationen 2012). Mehr Deutsche leben alleine oder zu zweit. Die Ein- und Zwei-Personen-Haushalte haben um 3,4 Prozentpunkte zugenommen, während die durchschnittliche Haushaltsgröße gesunken ist. Das Leben im Familienverbund ist seltener geworden, gleichzeitig ist die Vielfalt der Familienformen größer geworden: Traditionelle Lebensformen und Rollenbilder sind weniger dominant; Patchwork-Familien und gleichgeschlechtliche Familienkonstellationen haben zugenommen.

TEURE KRANKHEITEN UND GENOM-REVOLUTION.

Die demografische Entwicklung bedeutet auch, dass weniger Erwerbstätige das Gesundheitssystem für immer mehr Ältere finanzieren müssen. Die längere Lebenserwartung resultierte in einem Anstieg von Pflegebedürftigen um rund 40 %; Zivilisationskrankheiten wie Demenz, Herzinfarkt, Schlaganfall und Krebs haben stark zugenommen. Auf dem Vormarsch

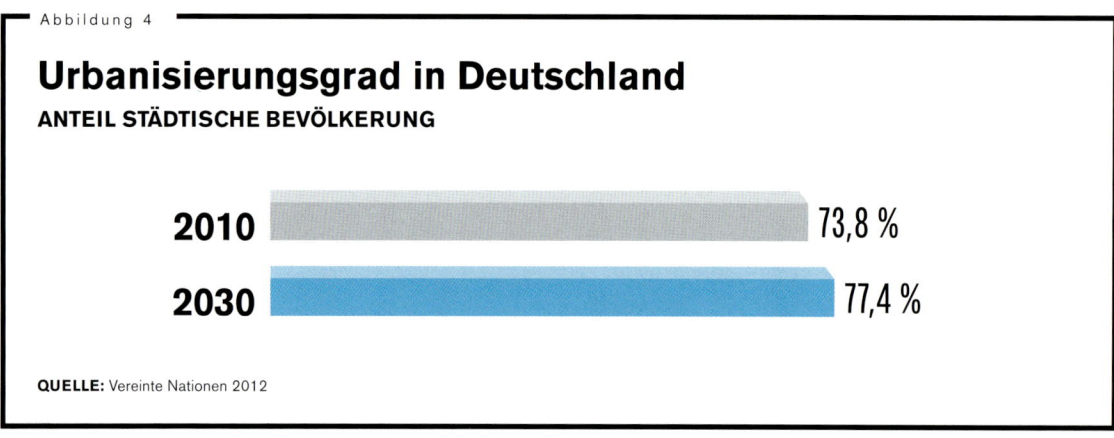

Abbildung 4

Urbanisierungsgrad in Deutschland
ANTEIL STÄDTISCHE BEVÖLKERUNG

2010 — 73,8 %
2030 — 77,4 %

QUELLE: Vereinte Nationen 2012

sind auch psychische Krankheiten: Die Weltgesundheitsorganisation zählt depressive Erkrankungen zu den drei wichtigsten Ursachen für eine eingeschränkte Lebensqualität und ein kürzeres Leben (WHO 2014). Die Gesundheitsausgaben pro Kopf sind stark angestiegen – eine Entwicklung, die sich bereits Anfang des 21. Jahrhunderts abzeichnete: Damals nahm das Budget, das jeder Deutsche für seine Gesundheit verwendete, stark zu. Innerhalb von zehn Jahren stieg es um über 30 %. Medizinische Innovationen haben Diagnose und Therapie vielfach verändert. Die wichtigste Innovation sorgte für ein Revolution: Durch die Entschlüsselung des menschlichen Gens kann nun jeder sein Genom analysieren lassen und erfahren, wie hoch sein Risiko für unterschiedliche Erkrankungen ist. Auf Basis dieser Erkenntnisse können Vorsorgemaßnahmen viel effektiver getroffen werden als noch 15 Jahre zuvor.

BÜRO IST, WO WIR SIND.

Das Arbeitsleben ist bedeutend flexibler geworden. Erwerbs- und Privatleben sind über weite Strecken eng miteinander verzahnt. Der Einzelne handelt flexibler und mobiler: Ein fester Arbeitsplatz in einem Büro wird seltener. Gearbeitet wird dort, wo man gerade ist: von zu Hause aus, beim Kunden oder von unterwegs. Flexible Arbeitszeitarrangements werden vom Großteil der Angestellten in Anspruch genommen. Die Generation Y hat begonnen, sich in den Führungsebenen zu etablieren – und mit ihr eine offenere, dynamischere und flexiblere Organisationskultur. Das Arbeitsprofil des Einzelnen entspricht weniger starren Stellenbeschreibungen und Routinen, sondern wird projektbezogener und wandelbarer (Z-Punkt 2014). Die Mitglieder von Arbeitsteams sitzen verteilt an verschiedenen Standorten. Kommuniziert wird über digitale Medien.

DATEN UND DINGE VERNETZT.

Digitalisierung und Vernetzung sind auch im Alltag so selbstverständlich geworden, dass meist nicht mehr zwischen „online" und „offline" unterschieden wird. Das „Internet der Dinge" ist weit vorangeschritten: Alles ist vernetzt. Nicht nur Smartphones und Computer, die von Menschen bedient werden. Vielmehr sind Sensoren und Computer in unsere alltägliche Lebensumgebung integriert (z. B. in Kleidung oder auf Produktverpackungen). Über die konstante Beobachtung und Verarbeitung von Umgebungsdaten übernimmt das Internet der Dinge eine Vielzahl von Aufgaben automatisiert und effizient, die ansonsten manuell durchgeführt werden müssten: von der Regulierung des Wohnklimas über die Bestellung notwendiger Lebensmittel im leerer werdenden Küchenschrank bis hin zur Information des Users über die optimale Verkehrsmittelwahl angesichts der aktuellen Staulage auf dem Weg zur Arbeit. Die dafür notwendige Vernetzung des Lebensraums ist zügig vonstattengegangen. Bereits Jahre zuvor wurde massiv in die Digitalisierung der Wohnräume investiert; vor allem in die Bereiche Pflege & Gesundheit, persönliche Cloud-Systeme („Home Cloud") und Convenience & Security. 8,3 Millionen deutsche Haushalte hatten bereits 2017 ein Smart-Home-System implementiert (Strategy Analytics 2012). Die Deutschen kommen mit dem Leben im Datenfluss gut zurecht. Smarte und benutzerfreundliche Suchmaschinen und Assistenten sowie der geübte Umgang damit ermöglichen dem Einzelnen eine effiziente Nutzung. Das zeigt sich auch in der Entwicklung des Einkaufsverhaltens: Einkäufe des alltäglichen Lebens werden vor allem online abgewickelt. Traditionelle Geschäfte werden stattdessen für besondere Einkäufe mit Erlebniswert genutzt.

WIEBKE SOKOLOWSKI

„Die Zukunft wird vom Verschmelzen beider Welten – Realien und Digitalien – geprägt sein"

Die letzten 15 Jahre waren vom Wandel zur Netzgesellschaft bestimmt. Welche Entwicklungen prägen die nächsten 15 Jahre?

Die Zukunft wird vom Verschmelzen beider Welten – Realien und Digitalien – geprägt sein: Es geht um ein selbstverständliches Leben in beiden Welten, die dann nur noch eine Welt sind. Die Frage nach Digital Natives und Immigrants wird sich irgendwann nicht mehr stellen, weil die digitale Assimilation die digitale Integration ablöst. Was das heißt, zeigt bereits heute die Antwort eines Jugendlichen auf die Frage, ob ihm analoge oder digitale Medien wichtiger seien: „Ich verstehe die Frage nicht."

Wie gehen Menschen mit dem konstanten und immer schnelleren Wandel um?

Der Mensch ist ein Gewohnheitstier und zugleich hoch anpassungsfähig. Insofern können wir derzeit beobachten, wie die Menschen vier digital inspirierte Weltbewältigungs-Strategien entwickelt haben, um mit wankender Außenwelt und krankender Innenwelt klarzukommen: Erstens – Katzenvideo lässt grüßen – setzen sie auf High Emotions um sich überhaupt noch selbst spüren zu können. Zweitens – Stichwort Farmspiele, Cocooning und Lokalisierung – wird mit Grounding versucht, aus der Zukunft zurückzukehren und kleine Welten zu beherrschen, wenn die große Welt immer unbeherrschbarer wird. Drittens macht Sharing das Teilen von Wissen, Sehnsucht, Not und Sinn zur sozialen Kraftquelle. Und viertens erhebt die Gamification – der Boom des Game-Marktes – das Spielen zur Strategie einer Selbst-Stabilisierung durch Ablenkung.

Was sind die größten Herausforderungen für jeden einzelnen Menschen?

Die Herausforderung liegt darin, als „kleiner" Mensch in einer Welt von Big Data und Small Sense die eigene Zielfindung, Wegbestimmung und Sinnfindung hinzubekommen. Der Mensch ist – mit immer mehr Optionen und immer weniger Institutionen – ziemlich allein auf der Welt. Das erfordert Klugheit und Chuzpe sowie Selbstreflektion und Selbstbewusstsein.

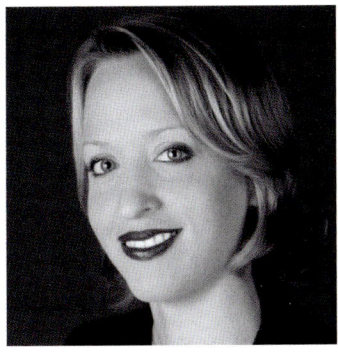

Wiebke Sokolowski ist Gründerin der Markenberatung HeadHackers mit 25 Jahren Erfahrung in Marken-/Strategieberatung (The Boston Consulting Group) sowie Consumer-Insight.

Und welche sind es für die Deutschen als Gesellschaft?

In den nächsten 15 Jahren wird es darum gehen, die „Marke Deutschland" wenn auch nicht neu zu erfinden, so doch nach außen neu zu positionieren und nach innen neu zu leben: Was bedeutet es, wenn zu „German Angst" nun „German Mut" kommt? Und was ist mit „German Humor"? Welche Rolle kann und will Deutschland zukünftig in Europa spielen? Wie gehen wir mit globalen Herausforderungen wie Klimawandel und Ernährungssicherheit um? Wie sieht die Balance zwischen gutem Leben und Überleben aus?

Wie zukunftsfit sehen Sie angesichts dieser Entwicklungen deutsche Unternehmen?

Die digitale Evolution des Menschen erfordert eine digitale Evolution des Marketing: Brand Strategy braucht mehr Involvement, um Marken zu Weltbewältigungshelfern ihrer Kunden zu machen. Brand Analytics braucht mehr Intuition, denn Zahlen benötigen neben Köpfchen auch Herz. Brand Management braucht mehr Interaktion – mit dem Kunden oder integriert ins Businessmodell. Und nicht zuletzt muss die Brand Organization und damit das gesamte Unternehmen (noch) mehr Mut zur Innovation haben, um Strukturen und Denken tiefgreifend zu digitalisieren. Wir sprechen hier weniger über „zukunftsfit" im Sinne von „neuer, schöner, besser". Sondern die Schlüsselkompetenz der Zukunft heißt Beta-Logik: Eine permanente Verbesserung des Imperfekten statt des ewigen Traums vom Perfekten. Die „German Angst" wird hier wenig helfen – es sei denn, sie motiviert uns, über den Tellerrand hinauszublicken (und sei es nur, um zu sehen, was uns als nächstes in die Suppe fällt). Was aber hilft ist unsere „Faustische" Fähigkeit, uns immer strebend zu bemühen. Insofern sind vielleicht gerade das Ängstliche und „Zukunftsunfitte" deutscher Menschen und Marken eine blendende Ausgangsvoraussetzung für eine „fitte" Zukunft.

Wie is[s]t Deutschland 2030?

Experten und kreative Verbraucher haben für diese Studie gemeinsam Perspektiven entwickelt, wie die Deutschen in Zukunft essen und leben werden. Keine einfache Aufgabe: Eine Vielzahl von Faktoren wie die digitale Vernetzung, die Globalisierung, die Verknappung von Ressourcen, politische und soziale Herausforderungen auf globaler Ebene und ökologische Faktoren wie der Klimawandel prägen die Zukunft. Die Welt, in der wir leben, wird jeden Tag komplexer. Die Vielzahl an Faktoren und deren Verbindungen, die unsere Lebensbedingungen bestimmen, sind für den Einzelnen - Laien wie Experten - bereits heute undurchschaubar geworden. Ursachen und Wirkungen lassen sich längst nicht mehr eindeutig identifizieren. Feste Rahmenbedingungen erodieren. Von der staatlichen Rente bis zur Wahl des eigenen Lebensstil ist zwar alles möglich, aber keine Verbindlichkeit und Sicherheit mehr gegeben. Die Eigenverantwortung des Einzelnen steigt ebenso wie seine Verunsicherung angesichts der Vielzahl an Optionen und

> Orientierung und Identität rücken in den Fokus. Um den „Hunger" geht es schon lange nicht mehr.
> **MARKUS SCHRECKHAAS**

Informationen. All diese Faktoren spiegeln sich auch in den Zukunftsausblicken der Experten und Verbraucher wider. Das Ergebnis zeigt, wie auf diese Herausforderungen reagiert werden kann, welche Bedürfnisse, Sehnsüchte und Ängste es gibt und schließlich, wie sich dadurch die Ernährung der Deutschen verändert.

Orientierung, Kontrolle und Eigenverantwortung werden unter den beschriebenen hochkomplexen Lebensbedingungen wichtiger denn je. Der Einzelne übernimmt mehr und mehr Verantwortung für sich selbst und unsere Welt - und das unter immer komplexeren Bedingungen. Diese Elemente ziehen sich durch die unterschiedlichen Zukunftsperspektiven wie ein Faden durch, der in jedem Szenario eine andere Ausprägung erhält. *(Alle Szenarien im kurzen Überblick finden sich in den Abbildungen 6 und 7 auf Seite 30 ff.)*

ORIENTIERUNG DURCH GEMEINSCHAFT UND GEMEINSAME WERTE.

In den Szenarien, die sich in der repräsentativen Befragung als die beliebtesten erwiesen *(siehe Abbildung 5)*, dominieren kooperative und gemeinschaftliche Strategien. Im Szenario „Ressourcenschonende Ernährung in einer werteorientierten Gesellschaft" sorgt das Prinzip des ethischen Konsums für Verlässlichkeit und Orientierung. Es hat sich im Jahr 2030 als Grundlage unseres Gesellschafts- und Wirtschaftssystems etabliert. Finanzielle Interessen und Werte stehen nicht mehr in einem Konkur-

> Werte organisieren
> die kulturelle Konnektivität
> in der Netzgesellschaft.
> **PETER WIPPERMANN**

renzkampf, in dem im Zweifel die monetären Interessen siegen. Für die Wirtschaft wird es in diesem System ebenfalls ein Erfolgsfaktor sein, Werte wie Nachhaltigkeit und soziale Verantwortung umzusetzen. Dieser Grundsatz beruhigt und gefällt vielen Menschen in Deutschland *(siehe Seite 63)*. Im Szenario „Gemeinschaftliches Essen als Erlebnis in einer entstrukturierten Gesellschaft" sucht der Einzelne Orientierung in Form von Zugehörigkeit zu einer Gemeinschaft. Die Virtualisierung, die Entstrukturierung des Alltags im privaten wie im beruflichen Umfeld und die Zunahme hochindividueller Lebensstile in den Städten führen zu einem starken Bedürfnis nach Geborgenheit und persönlichen Beziehungen. Das zeigt sich auch darin, dass sich

Abbildung 5

Was gefällt, ist auch realistisch.

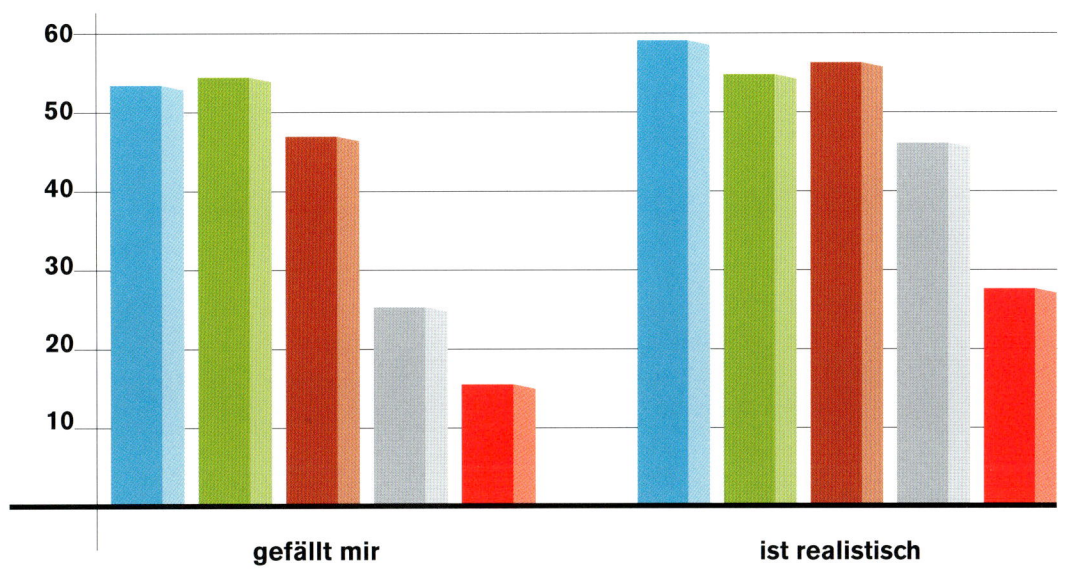

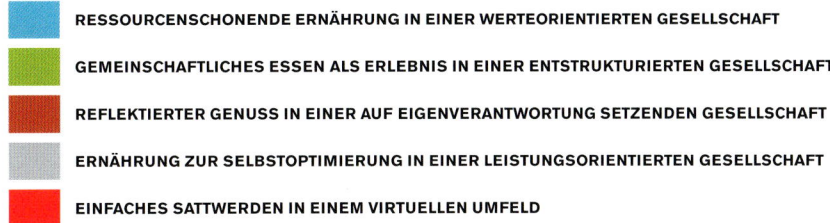

- RESSOURCENSCHONENDE ERNÄHRUNG IN EINER WERTEORIENTIERTEN GESELLSCHAFT
- GEMEINSCHAFTLICHES ESSEN ALS ERLEBNIS IN EINER ENTSTRUKTURIERTEN GESELLSCHAFT
- REFLEKTIERTER GENUSS IN EINER AUF EIGENVERANTWORTUNG SETZENDEN GESELLSCHAFT
- ERNÄHRUNG ZUR SELBSTOPTIMIERUNG IN EINER LEISTUNGSORIENTIERTEN GESELLSCHAFT
- EINFACHES SATTWERDEN IN EINEM VIRTUELLEN UMFELD

DIE FÜNF SZENARIEN IM ÜBERBLICK

➡ Im Szenario **Ressourcenschonende Ernährung in einer werteorientierten Gesellschaft** kommt vorwiegend auf den Teller, was sich ressourcenschonend, sozial und ökologisch nachhaltig produzieren lässt.

➡ Im Szenario **Gemeinschaftliches Essen als Erlebnis in einer entstrukturierten Gesellschaft** werden gemeinsame Mahlzeiten als verbindendes Element geschätzt.

➡ Im Szenario **Reflektierter Genuss in einer auf Eigenverantwortung setzenden Gesellschaft** orientiert sich die Ernährung an der Gesundheit des Einzelnen, bei gleichzeitigem Genuss.

➡ Im Szenario **Ernährung zur Selbstoptimierung in einer leistungsorientierten Gesellschaft** gilt Essen als optimiertes Mittel zum Zweck bestmöglicher Leistungen.

➡ Im Szenario **Einfaches Sattwerden in einem virtuellen Umfeld** wird gegessen, was schmeckt und einfach zu organisieren ist.

STATISTISCHE ANGABEN:
in %; Basis total n=1.029. Bewertung der Szenarien als „Gefällt mir" (Werte 1 bis 3 von 6) und „Ist realistisch" (Werte 1 bis 3 von 6).

sogar gerade jene Menschen damit identifizieren können, die in der Regel alleine leben *(siehe Seite 92)*. Diese beiden Szenarien gefallen den deutschen Verbrauchen am besten; gleichzeitig werden sie nicht als Wunschdenken, sondern als sehr realistisch eingeschätzt *(siehe Abbildung 14 und 18)*.

VERLÄSSLICHKEIT DURCH SELBSTOPTIMIERUNG UND EIGENVERANTWORTUNG.

Verlässlichkeit in Form von Selbstoptimierung und somit beispielsweise einer verbesserten Arbeitsleistung prägt das Szenario „Ernährung zur Selbstoptimierung in einer leistungsorientierten Gesellschaft". Statt an Umwelt und Rahmenbedingungen wird darin am eigenen Ich gearbeitet. Personalisierte, hochfunktionale Nahrungsmittel versprechen dem Einzelnen mehr Ausdauer, Konzentration, Effektivität und Kreativität - kurz:

> Lebensqualität und Lebensfreude sind untrennbar mit dem Essen verknüpft. Unsere Gesundheit hat in erheblichem Umfang mit der Ernährung zu tun.
> **THOMAS ELLROTT**

bessere Leistungen und damit den entscheidenden Wettbewerbsvorteil. Diese Zukunftsvorstellung ist für die Mehrheit der Deutschen realistisch, wenngleich sie darin nicht unbedingt Gefallen finden *(siehe Abbildung 26)*. Der hohe Leistungsdruck der Gesellschaft, unter dem auf solche Mittel zurückgegriffen werden muss, schreckt noch mehr ab als die Produkte selbst *(siehe Abbildung 29)*. In eine ähnliche Richtung, aber nicht ins selbe Extrem, geht es in einem weiteren Szenario. Im Szenario „Reflektierter Genuss in einer auf Eigenverantwortung setzenden Gesellschaft" steht ein gesunder Körper für Sicherheit. Der Einzelne kümmert sich eigenverantwortlich um sein Wohlbefinden. Essen ist eine zentrale Ressource für Körper, Seele und Geist gleichermaßen und dient der Erhaltung der eigenen Gesundheit. Dazu gehört auch der Genuss. Diese ganzheitliche Vorstellung des Prinzips Eigenverantwortung gefällt den deutschen Verbrauchern ungleich besser als der ausschließlich an der Leistung orientierte Ansatz *(siehe Abbildung 22)*.

SATT ALLEIN REICHT NICHT.

Was allen vier Szenarien gemeinsam ist: Essen erfüllt in Zukunft neben der Versorgung des Menschen noch eine Reihe von Zusatznutzen. Dieser Ansatz leuchtet vor dem Hintergrund knapper werdender Ressourcen und zunehmender Herausforderungen ein. Und es sind gerade diese Zusatznutzen, die die Szenarien für viele attraktiv machen. Das zeigt sich im Blick auf das einzige Szenario, das ohne einen solchen auskommt. Im Szenario „Einfaches Sattwerden in einem virtuellen Umfeld" zeichnet sich Essen dadurch aus, dass es einfach, schnell und überall verfügbar ist. Die Sättigung steht im Fokus, das Drumherum ist unwichtig. Viel, gut und unkompliziert machen die Qualität der Mahlzeiten aus, die primär nach Hause geliefert oder aus Fertiggerichten zubereitet werden. Dass Sattmachen alleine nicht reicht, zeigt die Befragung, deren Ergebnisse dieses Szenario weit abgeschlagen als unattraktivstes identifizieren *(siehe Abbildung 30)*.

WIDERSPRÜCHLICHES VEREINT.

Die Szenarien entsprechen Idealtypen, d. h., sie sind reduzierte Beschreibungen, die einen Aspekt der Ernährung in den Fokus stellen und dadurch mitunter vielleicht radikal oder übertrieben erscheinen, es so aber leicht machen, sich die verschieden Zukunftsperspektiven vorzustellen. Diese Idealtypen haben nicht den Anspruch, tatsächlich so eins zu eins in Zukunft einzutreten. In der Realität werden diese Zukunftsperspektiven nebeneinander existieren und sich ergänzen. Sie unterstützen und bedingen einander: Je höher die Leistungsorientierung, desto wichtiger wird auch der Genuss. Je mehr alleine gegessen wird, umso wichtiger wird die Gemeinschaft. Je schneller, einfacher und virtueller konsumiert wird, desto wichtiger wird es zu wissen, woher die Lebensmittel tatsächlich kommen. Die Methode der Szenarien erlaubt es, verschiedene Wünsche und Bedürfnisse zu berücksichtigen, auch wenn sich diese vordergründig widersprechen. Kein Szenario beansprucht die alleinige Gültigkeit, keines schließt das andere aus. Auch die breite Verbraucherakzeptanz der Szenarien deutet darauf hin, dass dieses Nebeneinander der Wirklichkeit entsprechen wird. Schon heute wägt der hybride Konsument bei jeder Konsumentscheidung seine Prioritäten neu ab. Diese Tendenz wird sich weiter verstärken, wenn

> Wir können der neuen Gesellschafts-
> kultur nur mit einer Kultur
> der Offenheit gerecht werden.
> **MEIKE WEBER**

zukünftig entsprechende Angebote ermöglichen, sich situativ und je nach Lebensphase neu zu orientieren.

DIE ZUKUNFT ALS CHANCE.

Dass die Szenarien und ihr Nebeneinander den Vorstellungen der Deutschen entsprechen, bestätigen die Zahlen der Befragung: Rund 80 % der Deutschen finden an mindestens einem Szenario Gefallen. Jeder achte qualifiziert sich als „Zukunftsgestalter", jene Menschen, die sich voll und ganz für mindestens eine Zukunftsperspektive begeistern können *(siehe Abbildung 8)*. Als Early Adopter werden sie die jeweiligen Entwicklungen maßgeblich treiben und gestalten. Gut zwei Drittel gelten als Zukunftsbegleiter, die die beschriebenen Trends bereitwillig umsetzen, sobald erste positive Rückmeldungen und Empfehlungen der Zukunftsgestalter vorliegen. Nur 20 % zählen zu den Traditionalisten, die Neuerungen im Allgemeinen skeptisch begegnen und daher auch Vorbehalte allen Szenarien gegenüber haben.

INNOVATIONEN SORGEN FÜR SKEPSIS.

Vorbehalte gegenüber Szenarien betreffen am häufigsten technische Innovationen. Skeptiker der Szenarien – jene Befragten, die ein Szenario als das unwahrscheinlichste angegeben haben – antworten auf die offene Frage, was daran nicht gefällt, häufig mit neuen Technologien *(siehe Abbildung 17, 21, 25 und 29)*. Dazu gehören beispielsweise Online-Einkaufssysteme, digitale Assistenten, telemedizinische Anwendungen und 3-D-Drucker für Lebensmittel. Vor diesem Hintergrund erscheint auch die Popularität der beliebtesten Szenarien „Ressourcenschonende Ernährung in einer werteorientierten Gesellschaft" und „Gemeinschaftliches Essen als Erlebnis in einer entstrukturierten Gesellschaft" in einem anderen Licht: Hier stehen die Konzepte Nachhaltigkeit und Gemeinschaft im Fokus – Konzepte, in denen die Technologie zwar ein wichtiger Unterstützer ist und diese Zielsetzungen erst möglich macht, aber nicht selbst im Mittelpunkt steht. Skepsis und Unbehagen lösen aber auch die sehr deutlich skizzierten gesellschaftlichen Rahmenbedingungen aus. Das gilt beispielsweise für die extreme Leistungsorientierung im Szenario „Ernährung zur Selbstoptimierung in einer leistungsorientierten Gesellschaft" oder in abgeschwächter Form für die als teilweise „zwanghaft" empfundene Gemeinschaftsorientierung im Szenario „Gemeinschaftliches Essen als Erlebnis in einer entstrukturierten Gesellschaft".

MEHR REFLEXION, HÖHERE ANSPRÜCHE.

Die Ergebnisse der Studie zeigen, dass das Interesse und die Reflexion des Themas Ernährung in Deutschland weiter wächst. Der ethische, kollaborative und gesundheitsorientierte Konsum wird wichtiger. Die Orientierung an Werten, Gesundheit und Gemeinschaft ist nachhaltig bei den Deutschen verankert. In Zukunft werden die Konsumenten noch reflektierter und anspruchsvoller als heute sein. Das trifft selbst auf Menschen zu, die bei ihrer Ernährung bislang vor allem auf Schnelligkeit und Menge achteten, wie die „Maßlosen" unter den Nestlé Ernährungstypen. Auch sie werden überdurchschnittlich oft vom Szenario „Gemeinschaftliches Essen als Erlebnis in einer entstrukturierten Gesellschaft" angesprochen, zeigen sich in Zukunft also durchaus offener für weitere Aspekte der Ernährung. Im Jahr

2030 werden zudem die Anteile des Ernährungstyps der Leidenschaftslosen zugunsten reflektierender und genießender Ernährungstypen sinken *(siehe Abbildung 34)*. Das größer werdende Angebot und sein unmittelbarer Nutzen, wie z. B. ein gutes Gefühl beim Verzehr oder der Effekt von Functional Food, überzeugen immer mehr Vertreter dieses Ernährungstyps.

VIELFALT UND OUT-OF-HOME GEWINNEN.

2030 hat sich das Produktangebot durch die Einführung neuer Lebensmittel, wie beispielsweise Insekten, Substitute und Functional Food, sowie neuer Technologien wie dem 3-D-Drucker stark ausdifferenziert. Die Breite der Angebotspalette erlaubt vielfältige, unterschiedliche Ernährungsstile. Das Konzept der Personalisierung steigert die Vielfalt ins Extrem. Der Einzelne zeigt sich flexibel in seiner Ernährungspräferenz: als Flexitarier, der am Wochenende lustvoll grillt, sich aber unter der Woche vegetarisch ernährt, um seine persönliche Ressourcenbilanz in Balance zu halten. In allen Szenarien kommt dem Out-of-Home-Verzehr ein bedeutender Stellenwert zu. Immer weniger Mahlzeiten werden zu Hause eingenommen, sondern unterwegs, bei der Arbeit oder während einer anderen Tätigkeit. Flexible Tagesabläufe, hohe Arbeits- und Aktivitätsintensität, hohe Mobilität, knapper Wohnraum einhergehend mit kleineren Küchen und abnehmende Kochkenntnisse treiben diese Entwicklung.

SERVICES ERGÄNZEN PRODUKTINNOVATIONEN.

Neue Lebensmittel wie In-vitro-Fleisch oder Insekten als Proteinquelle sind wahrscheinlich. Neue technische Möglichkeiten benötigen neue Grundstoffe, z. B. für Fertig-Mixes für 3-D-Drucker. Mit dem Anstieg des Out-of-Home-Konsums werden die Anbieter dieses Segments in der Etablierung von Innovationen immer entscheidender. Neue Produkte wie z. B. In-vitro-Fleisch finden (ähnlich dem Sushi in den 1990er-Jahren) ihren Weg über Out-of-Home-Anbieter in den Markt. Die Ergebnisse der Studie zeigen außerdem, dass entscheidende Innovationen nicht nur neue Lebensmittelprodukte betreffen. Auch neue Services entstehen und verändern das Einkaufs-, Koch- und Verzehrverhalten grundlegend. Online-Bestellsysteme benötigen eine kostengünstige, effiziente Logistik und somit einen Ausbau entsprechender Serviceangebote. Digitale Assistenten bedeuten nur einen Mehrwert, wenn es zu den passenden Empfehlungen auch passende Angebote auf der Speisekarte, im Supermarktregal oder im Online-Store gibt. Die höhere und veränderte Mobilität 2030 erfordert neue Points of Sale. Dreh- und Angelpunkt jeder strategischen Entscheidung von Handel und Herstellern muss das Kundenerlebnis sein. In letzter Konsequenz erfordert das eine Wertschöpfungskette, die klar am Kundenerlebnis ausgerichtet ist. Für Hersteller und Handel bedeutet das nicht nur das Erfordernis tragfähiger

> Was heute noch optional ist –
> bio, fair, nachhaltig, gesund oder
> leistungssteigernd –, wird zur
> Standardqualität.
> **THOMAS ELLROT**

Kooperationen mit anderen Branchen und Dienstleistern (z. B. Logistik), sondern die Schärfung der eigenen Identität und Rolle gegenüber dem Kunden. Sei es als Mitstreiter für eine bessere Welt, als Coach für den täglichen Wettbewerb, als Berater für körperliche, geistige und seelische Wohl, als Community-Manager oder einfach als bedingungsloser Dienstleister.

Abbildung 6

Die wichtigsten Ergebnisse im Überblick.

Orientierung, Kontrolle und Eigenverantwortung werden unter den beschriebenen hochkomplexen Lebensbedingungen wichtiger denn je.

➡ Im Szenario „Ressourcenschonende Ernährung in einer werteorientierten Gesellschaft" sorgt das Prinzip des ethischen Konsums für Orientierung.

➡ Im Szenario „Gemeinschaftliches Essen als Erlebnis in einer entstrukturierten Gesellschaft" sucht der Einzelne über das Essen den Zugang und Zugehörigkeit zu Gemeinschaft.

➡ Verlässlichkeit in Form von Selbstoptimierung für die notwendige Leistungsfähigkeit prägt das Szenario „Ernährung zur Selbstoptimierung in einer leistungsorientierten Gesellschaft".

➡ Im Szenario „Reflektierter Genuss in einer auf Eigenverantwortung setzenden Gesellschaft" bietet Ernährung die Möglichkeit, eigenverantwortlich aktiv für einen gesunden Körper zu werden.

➡ Im Szenario „Einfaches Sattwerden in einem virtuellen Umfeld" zeichnet sich Essen dadurch aus, dass es reichlich, einfach, schnell und überall verfügbar ist – und bietet somit in einem immer komplexer werdenden Umfeld Entlastung.

Rund 80 % der Deutschen finden an mindestens einem Szenario Gefallen. Fast alle Deutschen sehen in diesen Szenarien eine Chance.

➡ Ethische, kollaborative und gesundheitsorientierte Ernährungsweisen sind besonders attraktiv.

➡ Für Skepsis sorgen gesellschaftliche Rahmenbedingungen wie hoher Leistungsdruck und technische Innovationen.

In der Realität werden die beschriebenen Zukunftsperspektiven nebeneinander existieren und sich ergänzen.

➡ Jedes Szenario ist potenziell für jeden Menschen relevant.

➡ Je nach Lebensphase, Alltagssituation oder aktueller Befindlichkeit entscheidet sich der Verbraucher anders und somit gegebenenfalls für unterschiedliche Szenarien.

➡ Die Breite der Angebotspalette erlaubt in Zukunft noch stärker, sich je nach Situation und Lebensphase neu zu orientieren.

➡ Das Konzept der Personalisierung steigert die Vielfalt ins Extrem.

Dem Out-of-Home-Verzehr kommt in Zukunft ein bedeutender Stellenwert zu.

➡ Mit dem Anstieg des Out-of-Home-Konsums werden die Anbieter dieses Segments in der Etablierung von Innovationen immer entscheidender.

Für Hersteller und Handel gilt es, die eigene Identität und Rolle gegenüber dem Kunden zu schärfen.

➡ Essenziell dafür ist die Orientierung am Kundenerlebnis. In letzter Konsequenz bedeutet das eine Wertschöpfungskette, die sich gänzlich an den Bedürfnissen des Verbrauchers ausrichtet.

➡ Innovationen betreffen nicht nur die Produkte der Lebensmittelbranchen. Auch neue Services entstehen und verändern das Einkaufs-, Koch- und Verzehrverhalten grundlegend.

➡ Tragfähige Kooperationen mit anderen Branchen und Dienstleistern (z. B. Logistik) werden in der Umsetzung entscheidend.

Abbildung 7

Überblick über alle Szenarien

	Ressourcenschonende Ernährung in einer werteorientierten Gesellschaft	**Gemeinschaftliches Essen als Erlebnis in einer entstrukturierten Gesellschaft**
ORIENTIERUNG UND VERLÄSSLICHKEIT DURCH …	… ethisch korrekten Konsum	… Gemeinschaft
ESSEN ALS …	… Weg zum Ziel einer besseren Welt	… verbindendes Element in einer fragmentierten Gesellschaft
GESELLSCHAFTLICHE TREIBER	Ressourcenknappheit	Fragmentierung und Individualisierung
BEISPIELE FÜR INNOVATIONEN	Ressourcenschonende Lebensmittel: In-vitro-Fleisch, Algen und Insekten	Gemeinschaftsküchen
NESTLÉ ERNÄHRUNGSTYPEN	Gesundheitsidealisten, Problembewusste Ältere	Maßlose, Gesundheitsidealisten
POSITIVE ASPEKTE	Umweltschutz, Bioprodukte, Selberkochen	Gemeinschaftsorientierung, gemeinsames Essen, persönlicher Austausch
ROLLE VON OUT-OF-HOME, LEBENSMITTEL-INDUSTRIE UND -HANDEL	Gleichgesinnter Mitstreiter für eine bessere Welt	Community-Manager, Befähiger für Gemeinschaft

Reflektierter Genuss in einer auf Eigenverantwortung setzenden Gesellschaft	Ernährung zur Selbstoptimierung in einer leistungsorientierten Gesellschaft	Einfaches Sattwerden in einem virtuellen Umfeld
… gesunden Körper, Seele und Geist	… Selbstoptimierung	… einfache und schnelle Verfügbarkeit
… Nahrung für Körper, Geist und Seele	… effektiver Input für maximalen Output	… einfacher Weg, satt zu werden
Kostenfaktor Gesundheit, Eigenverantwortung	Statusangst, Leistungsgesellschaft	Komplexität einer vollständigen Vernetzung
Präventives Healthfood, Medical Food, Digitale Assistenten	Personalisierte Lebensmittel, Functional Food	3-D-Drucker für Mahlzeiten und Fertiggerichte dafür
Problembewusste Ältere, Gehetzte	Problembewusste Ältere, Gehetzte	Problembewusste Ältere, Maßlose, Gehetzte
Genuss, Eigenverantwortung, Gesundheitsorientierung	Gesundheit, Leistungsorientierung, personalisierte Lebensmittel	Einfachheit, Praktikabilität, Unkompliziertheit
Berater für gesunden Körper, Geist und Seele	Coach für bessere individuelle Leistung	Effizienter Dienstleister

FRANK REHME

„Erwartungshaltung: jetzt und hier."

Herr Rehme, was wird 2030 ganz anders sein, wenn wir einkaufen?
Ich sehe nicht, dass es ganz anders sein wird als heute, sondern eher eine Weiterentwicklung des in den letzten zehn Jahren eingeschlagenen Weges: der Parallelität von Online- und stationärem Handel. Insofern ist die disruptive Veränderung bereits vollzogen. Es wird zukünftig viel weniger über die berühmten Channels geredet, sondern über situatives Einkaufen. Der Kunde ist der PoS, der situativ über den richtigen Zeitpunkt und den richtigen Zugang zum Handelsformat findet. Diesen individuellen Zugang entdeckt und vollzieht er immer wieder anders.

Online und Offline verschwimmen zusehends. Wie sehen erfolgreiche Hybridstrategien für Händler aus?
Der Händler denkt in Kanälen und deren Kombination. Kunden denken aber nicht in Kanälen, sondern sie erleben mehr oder weniger begeisternde Konzepte! Händler, die das verstanden haben, gibt es jetzt bereits und in Zukunft sicher vermehrt: sehr engagierte Lebensmittelhändler, die emotionales Shopping mit E-Food oder Pick-up-Angeboten kombinieren. Ebenso gibt es Fashion-Formate, die Kunden situativ mit Curated-Shopping-Angeboten ganzheitlich bedienen. Dadurch rückt eine Art Lösungsanbieter in den Vordergrund, der die absolute Preisfokussierung aufhebt.

Wie wird der Trend zu personalisierten Lebensmitteln in der Praxis funktionieren?
Die große Herausforderung ist die schnelle Reaktion auf die individuellen Wünsche. Der Wunsch nach personalisierten Produkten basiert häufig auf einer Spontanentscheidung. Konkret heißt das, dass zwischen Wunschäußerung und -erfüllung ein kurzer Zeitraum liegen muss, ansonsten schwindet das Bedürfnis. Als Konsequenz werden Produktionsort und PoS zusammenrücken müssen, über eine Trennung zwischen online und stationär wird dann nicht mehr diskutiert. In der Produktion führt das Zauberwort „Losgröße 1" zu einem Kunden mit der Erwartungshaltung „jetzt und hier".

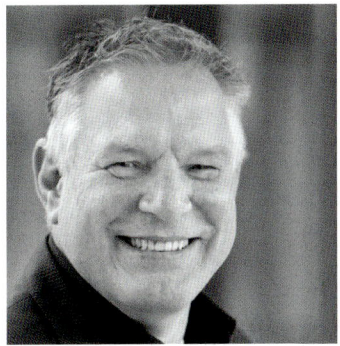

Frank Rehme ist Innovator, Speaker, Coach und Autor zu Fragen der Zukunft des Handels.

Wie wird der Handel den Verbraucher im Umgang mit der Informationsfülle unterstützen?

Endlich: Der Kunde ist die Werbung losgeworden, die ihn sowieso nicht interessiert. Ganz neue Berufsbilder wie beispielsweise der Datascientist haben Algorithmen entwickelt, die Bedarfe frühzeitig erkennen und den Kunden mit einer Art Concierge-Service bedienen. Zudem freuen sich die Marketingverantwortlichen über eine dramatische Reduzierung der Streuverluste in ihren Budgets. Allerdings übernehmen die Türsteher Apple, Google oder Amazon vermehrt die Kommunikationshoheit zum Kunden. Der Handel hat nun die Aufgabe, seinen Platz auf dem Radarschirm des Kunden zu sichern und ihn mit den vorgenannten Services für sein Format zu begeistern.

Welche Strategien werden für den Handel besonders relevant?

Meine persönliche Prognose ist: 40 bis 60 Prozent der klassischen Händler werden in zehn Jahren nicht mehr existieren. Zudem werden die verbleibenden Formate nichts mehr mit dem zu tun haben, was man heute kennt. Die Händler werden sich zu ganz neuen strategischen Allianzen formieren, Wettbewerbe werden zu Kooperationen, zudem verschwindet die bisher harte Grenze zwischen Demand und Supply. Wenn der Kunde zukünftig der PoS ist, werden sich alle Teilnehmer der Wertschöpfungsketten neu in der Shopper Journey formieren müssen. Zukünftig reicht es nicht mehr, nur Artikel zu verkaufen. Der Schlüssel besteht aus einer Bereitstellung von Gesamtlösungen und Plattformen für die Lebensereignisse der Kunden, angereichert mit der Vermittlung von Werten.

Wer gestaltet die Zukunft?

Veränderungen in unserem Essverhalten passieren nicht einfach. Neue Produkte oder eine neue Idee allein reichen dafür nicht aus. Es braucht die Menschen, die das Neue annehmen, darüber sprechen, es weiterempfehlen und selbst wieder kaufen. In der Nestlé Zukunftsstudie konnten folgende Personengruppen und ihre Rolle bei der Verbreitung des Neuen identifiziert werden:

DIE ZUKUNFTSGESTALTER heißen Veränderungen und neue Ideen willkommen, gestalten sie aktiv mit und treiben Veränderung voran. Sie sind die Ersten, die ein neues Produkt ausprobieren, damit experimentieren und ihre Erfahrungen teilen. In der vorliegenden Studie klassifizierten sich Zukunftsgestalter als Personen, die sich für mindestens ein Szenario voll und ganz begeistern können, d. h. die Bestnote bei der Bewertung „Gefällt mir" verliehen haben. 12 % der Befragten gelten als Zukunftsgestalter.

DIE ZUKUNFTSBEGLEITER sind offen für Veränderungen, die sich bereits bewiesen haben. Zukunftsbegleiter überlassen das Risiko des Ausprobierens und Experimentierens lieber den Zukunftsgestaltern. Sie gehören zu der Gruppe von Menschen, die nicht die allererste Version eines Produkts kaufen, sondern erst das zweite oder dritte Update. Als Zukunftsbegleiter gelten Befragte, die mindestens einem Szenario die Note 2 oder 3 in der Bewertung „Gefällt mir" gegeben haben. In dieser Studie lassen sich 68 % der Befragten der Gruppe der Zukunftsbegleiter zuordnen.

DIE TRADITIONALISTEN präferieren Produkte und Konzepte, die sich bereits in ihrem Alltag bewährt haben. Innovationen und Veränderungen begegnen sie mit Skepsis und deutlicher Zurückhaltung. Solange es geht, halten sie an Bekanntem fest. Als Traditionalisten qualifizieren sich in dieser Studie Befragte, die in allen fünf Szenarien eine Note zwischen 4 und 6 in der Bewertung „Gefällt mir" vergeben haben. In dieser Studie sind 20 % der Befragten der Gruppe der Traditionalisten zuzurechnen.

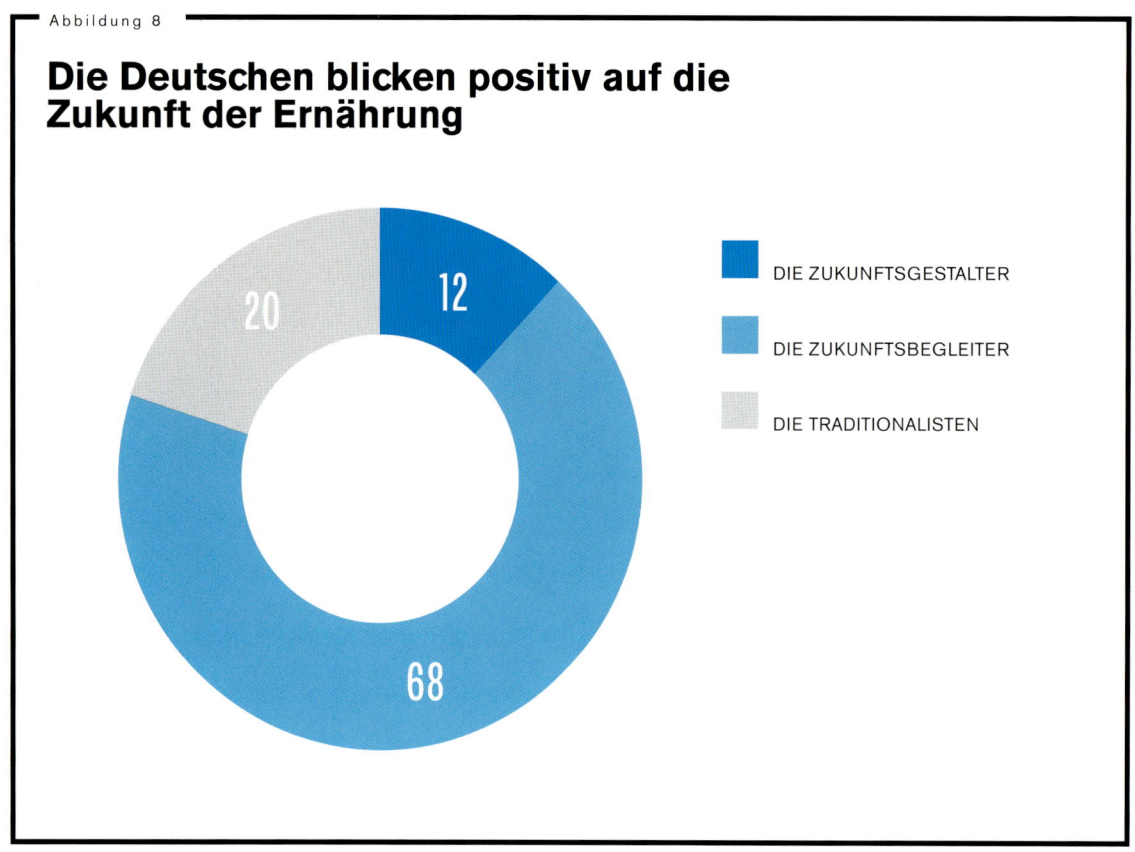

Abbildung 8

Die Deutschen blicken positiv auf die Zukunft der Ernährung

DAS SIND DIE ZUKUNFTSGESTALTER.

Die Gruppe der Zukunftsgestalter ist überwiegend weiblich, zwischen 30 und 50 Jahre alt, ledig oder geschieden. Der typische Zukunftsgestalter hat einen überdurchschnittlich hohen Bildungsabschluss und arbeitet mindestens 30 Stunden pro Woche. Die repräsentative Befragung zeigt, welche zukünftigen Entwicklungen von den Zukunftsgestaltern, im Vergleich zur Gesamtbevölkerung in Deutschland, als überdurchschnittlich realistisch eingeschätzt werden *(siehe Abbildung 9 bis 12)*.

Zukunftsgestalter erwarten, dass neue Technologien zunehmend im Alltag integriert werden, und sehen sie als Unterstützung. Das gilt für smarte Helfer im Alltag ebenso wie für die allgemeine Bedeutung als zentrale Schnittstelle in einer zunehmend leistungsorientierten Gesellschaft.

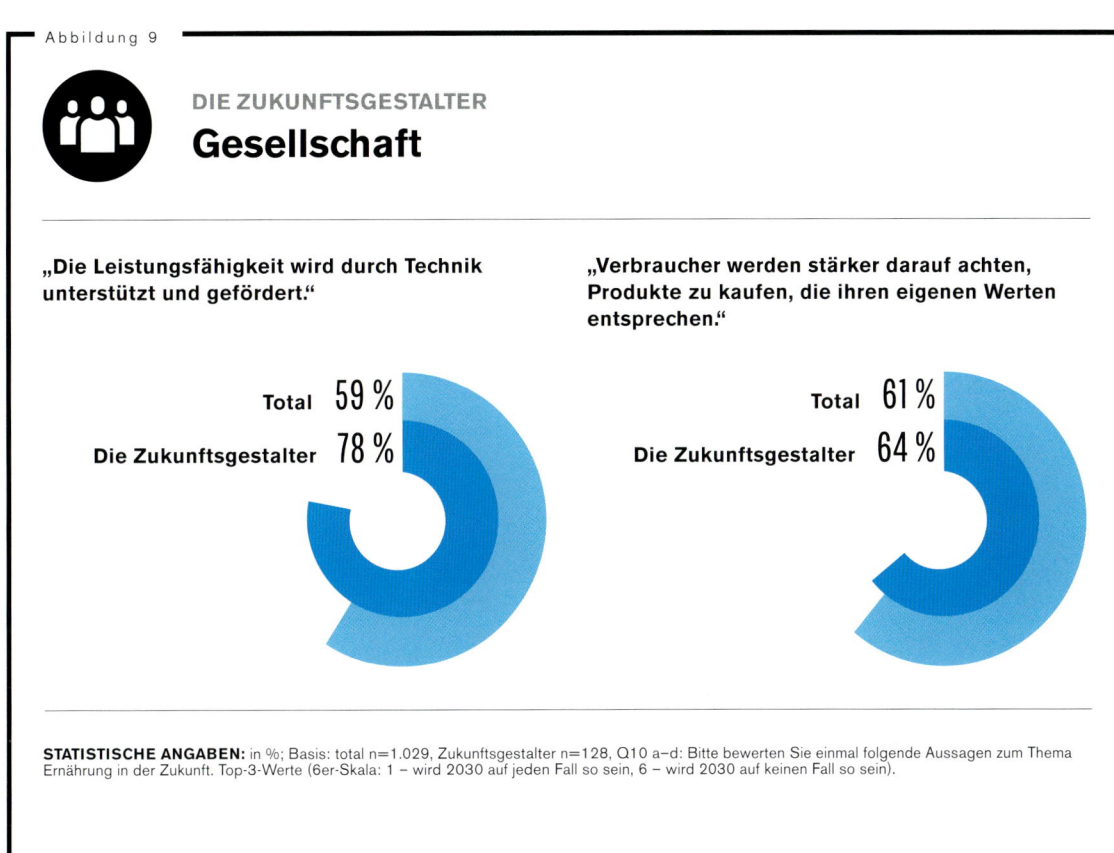

Abbildung 9

DIE ZUKUNFTSGESTALTER
Gesellschaft

„Die Leistungsfähigkeit wird durch Technik unterstützt und gefördert."

Total 59 %
Die Zukunftsgestalter 78 %

„Verbraucher werden stärker darauf achten, Produkte zu kaufen, die ihren eigenen Werten entsprechen."

Total 61 %
Die Zukunftsgestalter 64 %

STATISTISCHE ANGABEN: in %; Basis: total n=1.029, Zukunftsgestalter n=128, Q10 a–d: Bitte bewerten Sie einmal folgende Aussagen zum Thema Ernährung in der Zukunft. Top-3-Werte (6er-Skala: 1 – wird 2030 auf jeden Fall so sein, 6 – wird 2030 auf keinen Fall so sein).

In-vitro-Fleisch und anderen neuen Lebensmitteln gegenüber sind die Zukunftsgestalter aufgeschlossen.

Zukunftsgestalter erwarten, in Zukunft weniger zu kochen und mehr auf Fertig- und Convenience-Produkte zurückzugreifen. Sie gehen davon aus, häufiger als heute unterwegs zu essen. Im Gegenzug denken sie, dass Küchen zu Hause immer kleiner werden und eher als Versorgungsküchen dienen werden.

Zukunftsgestalter gehen davon aus, dass in Zukunft ein großer Teil ihrer Einkäufe online erledigt wird. Das gilt vor allem für Grundnahrungsmittel. Auf der anderen Seite bleibt in der Einschätzung der Zukunftsgestalter der stationäre Einzelhandel wichtig: Spezialisierte Fachgeschäfte sorgen für Inspiration, Genuss und ein sinnliches Erlebnis beim Einkauf.

Abbildung 10

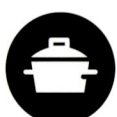

DIE ZUKUNFTSGESTALTER
Koch- und Verzehrgewohnheiten

„Restaurants/Kantinen mit größerer Bedeutung dienen als Informationszentrum und sozialer Treffpunkt."

Total 54 %
Die Zukunftsgestalter 60 %

„Hochwertige Fertigprodukte und -gerichte helfen mir, Ernährung und Qualitätszeit in Einklang zu bringen."

Total 53 %
Die Zukunftsgestalter 57 %

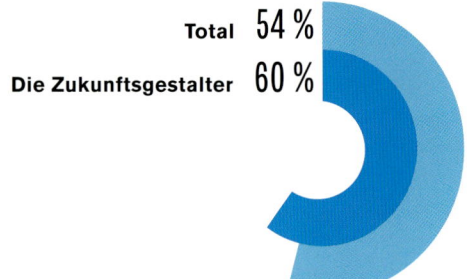
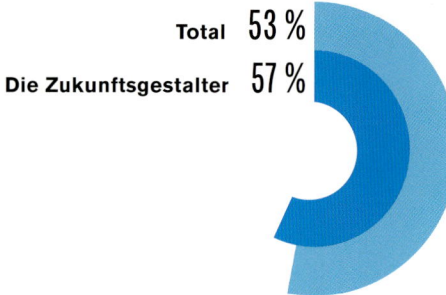

„Ein Großteil der Mahlzeiten wird unterwegs gekauft und verzehrt."

Total 47 %
Die Zukunftsgestalter 57 %

„Mahlzeiten werden in der Regel geliefert, es wird wenig selbst gekocht."

Total 44 %
Die Zukunftsgestalter 56 %

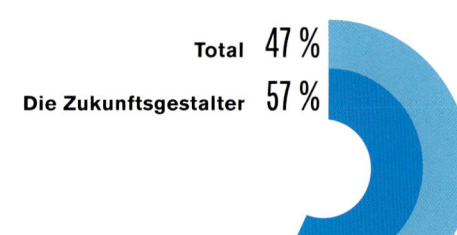
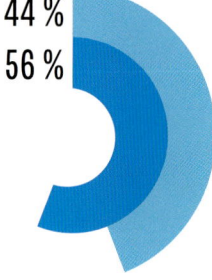

„Die Küchen daheim werden zu Versorgungsküchen und dienen nur noch zur schnellen Nahrungszubereitung."

Total 42 %
Die Zukunftsgestalter 56 %

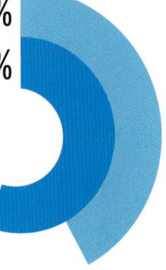

STATISTISCHE ANGABEN: in %; Basis: total n=1.029, Zukunftsgestalter n=128, Q10 a–d: Bitte bewerten Sie einmal folgende Aussagen zum Thema Ernährung in der Zukunft. Top-3-Werte (6er-Skala: 1 – wird 2030 auf jeden Fall so sein, 6 – wird 2030 auf keinen Fall so sein).

Abbildung 11

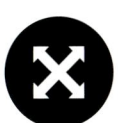

DIE ZUKUNFTSGESTALTER
Einstellung zur Ernährung

„Technik hilft uns besser beim Einkaufsverhalten: z. B. Apps mit digitalen Vorschlägen für die Einkaufsliste."

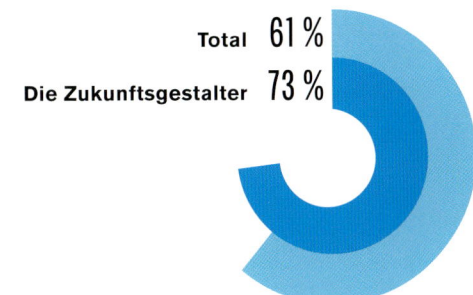

Total 61 %
Die Zukunftsgestalter 73 %

„Strukturierterer Rhythmus, der Ernährung, Bewegung und Ruhephasen den individuellen Bedürfnissen anpasst."

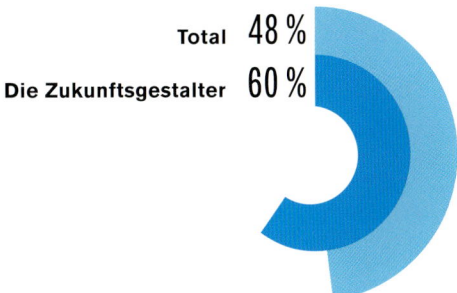

Total 48 %
Die Zukunftsgestalter 60 %

„Ernährung wird zum Statussymbol und Ausdruck des persönlichen Lebensstils."

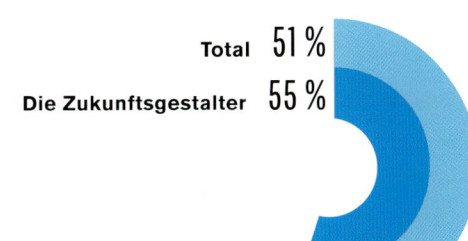

Total 51 %
Die Zukunftsgestalter 55 %

„In-vitro-Fleisch wird der Kompromiss zwischen Genuss und Rücksicht auf Tier und Natur."

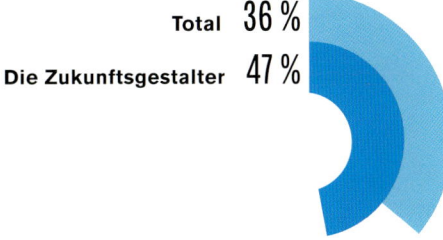

Total 36 %
Die Zukunftsgestalter 47 %

STATISTISCHE ANGABEN: in %; Basis: total n=1.029, Zukunftsgestalter n=128, Q10 a–d: Bitte bewerten Sie einmal folgende Aussagen zum Thema Ernährung in der Zukunft. Top-3-Werte (6er-Skala: 1 – wird 2030 auf jeden Fall so sein, 6 – wird 2030 auf keinen Fall so sein).

Abbildung 12

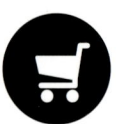

DIE ZUKUNFTSGESTALTER
Einkauf von Lebensmitteln

„Der Großteil der Lebensmitteleinkäufe wird online erfolgen."

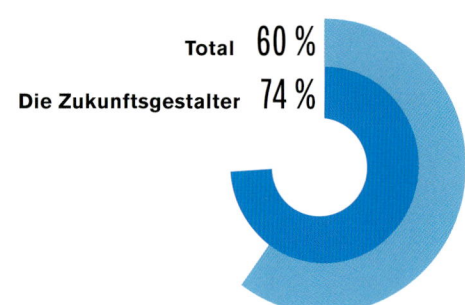

Total 60 %
Die Zukunftsgestalter 74 %

„Lebensmittelgeschäfte bieten neue Inspiration durch Beratung und Verkostungsmöglichkeiten."

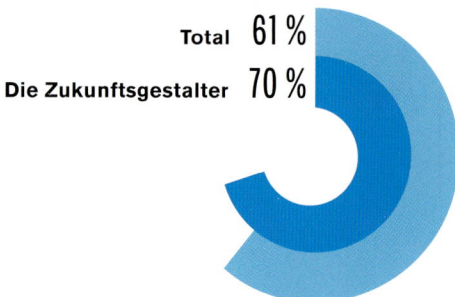

Total 61 %
Die Zukunftsgestalter 70 %

„Lebensmittel werden regelmäßig geliefert; bestimmt wird nur die Menge, der Inhalt wird abwechslungsreich gestaltet."

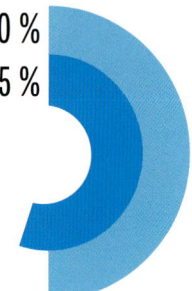

Total 50 %
Die Zukunftsgestalter 55 %

„Neue ‚Einkaufszentren' mit verschiedenen kleinen Spezialgeschäften anstatt größerer Supermärkte."

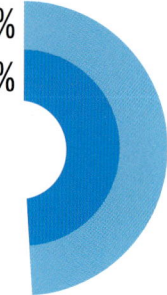

Total 49 %
Die Zukunftsgestalter 49 %

STATISTISCHE ANGABEN: in %; Basis: total n=1.029, Zukunftsgestalter n=128, Q10 a–d: Bitte bewerten Sie einmal folgende Aussagen zum Thema Ernährung in der Zukunft. Top-3-Werte (6er-Skala: 1 – wird 2030 auf jeden Fall so sein, 6 – wird 2030 auf keinen Fall so sein).

Co-Creation

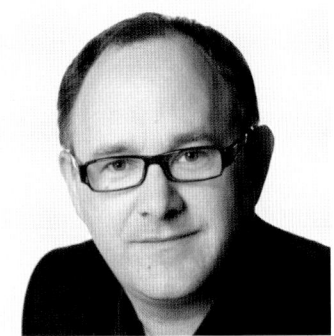

Jens Krüger

Zukunft ist für uns Marktforscher ein spannendes Phänomen, schließlich machen wir jeden Tag Befragungen im Hier und Jetzt, mit Konsumenten zu deren aktuellem Verhalten – im Supermarkt, in der Küche. Kann man aus solchen Befragungen überhaupt Zukunft ableiten? Sicher nicht, wenn man nur einfache Fragen stellt. Zukunft ist und bleibt komplex, und auch wir Marktforscher sind keine Hellseher, sondern ebenfalls nur Menschen, die beobachten, befragen und analysieren. Das haben wir auch diesmal getan.

NEUE METHODEN, NEUE ANTWORTEN.

Allerdings hat sich das Spektrum der Marktforschung in den vergangenen Jahren deutlich erweitert – wir haben ergänzende Möglichkeiten bei der Analyse. Mit der schnellen Verbreitung der sozialen Medien erschließen sich heute eine Vielzahl neuer Quellen zur Analyse und Identifikation von Trends, ohne jemanden dafür befragen zu müssen. Gleichzeitig verändern diese sozialen Medien selbst unsere Gesellschaft. Konsumenten werden selbstbewusster, hinterfragen häufiger Produkte, Dienstleistungen und das Verhalten ganzer Industrien. Was gefällt, wird „geliked", was nicht, eben nicht. Diese Entwicklung markiert die Wende von der Industrie- zur Netzwerkökonomie.

DIALOGE FÜHREN ZU BETEILIGUNG.

Was früher „Top-down" vorgegeben wurde (Produkte, Werbebotschaften), führt heute unweigerlich zum Dialog. Es gibt kaum ein Industrieunternehmen, das nicht den Dialog zum Konsumenten sucht. Damit steigen Partizipation und letztlich die Macht der Konsumenten über unsere Gesellschaft – ob beim Bau eines Bahnhofs in Stuttgart oder im Supermarktregal. Daraus entsteht eine neue Markt-Systematik, die auch für uns Marktforscher zunehmend an Bedeutung gewinnt: Zukünftige Produkte und Dienstleistungen werden verstärkt gemeinsam mit den Konsumenten entwickelt. Wir nennen diesen Prozess „Co-Creation". Co-Creation stellt eine neue Macht des Konsumenten dar.

GEMEINSAME ANTWORTEN VON EXPERTEN UND VERBRAUCHERN.

Genau hier unterscheidet sich der Studienansatz der Nestlé Zukunftsstudie ganz wesentlich von anderen Marktstudien. Wir haben uns im Nestlé Zukunftsform (NZF) nicht einfach einen Fragebogen ausgedacht und anschließend 1.029 Konsumenten befragt, sondern sind der Frage „Wie is[s]t Deutschland 2030?" über ein mehrstufiges Studiendesign nachgegangen:

1. DESK-RESEARCH.

Ernährung ist kein isoliert zu betrachtendes Phänomen. Auch wie wir heute essen, hängt ganz wesentlich von den gesellschaftlichen, ökonomischen und technologischen Rahmenbedingungen und Entwicklungen ab. Veränderungen im Bereich Gesundheit/Medizin, Technologie und nicht zuletzt unserer Arbeitswelten werden massiven Einfluss auf unsere Ernährung haben. Die heute bereits vorliegenden Prognosen zum demografischen Wandel einerseits und strukturellen gesellschaftlichen Veränderungen andererseits, wie etwa die Stadt-Land-Entwicklungen, sind bekannt und auch so weit zuverlässig, sodass wir diese als Ausgangspunkt unserer Studie herangezogen haben. Neben Daten des Statistischen Bundesamtes gibt es bereits eine Fülle von Studien und Prognosen zu möglichen Veränderungen in der Zukunft. All diese Informationen haben wir in einem aufwendigen Desk-Research in einem Faktenbuch zusammengestellt, dessen Essenz im Kapitel „Wie lebt Deutschland 2030?" *(siehe Seite 10 ff.)* vorgestellt wird.

2. EXPERTEN-WORKSHOPS.

Wir wollten aber noch genauer wissen, wie denn unsere Zukunft aussieht. Dazu haben wir in zwei Workshops mit insgesamt 16 Experten aus unterschiedlichen Bereichen diskutiert. Die Vorstellung des Panels findet sich auf Seite 196 f. In Kenntnis der gesellschaftlichen Entwicklungen aus dem Desk-Research haben die Experten jeweils ihre Zukunftsprognosen – meist auch zahlenbasiert – für ihren jeweiligen Bereich skizziert. Angefangen von Trends in der Architektur in Ballungsräumen (Entwicklung von Wohnungs- und Küchengrößen) über die neusten Meilensteile in der medizinischen

Forschung (Entschlüsselung des Genoms und die damit verbundenen Möglichkeiten für präventives Verhalten) bis hin zu den Entwicklungen im Bereich der Arbeitswelten (zunehmende Entstrukturierung und Flexibilisierung).

Ergebnis dieser Experten-Workshops war ein komplexes Zukunftsbild unserer Gesellschaft inklusive aller Lebensbereiche. Dieses Zukunftsbild ist als „Prämisse" in die weiteren Stufen des Forschungsdesigns eingeflossen und war somit die Grundlage für die Frage an die Konsumenten: Wenn unsere Welt von morgen so aussieht, es diese und jene technischen Möglichkeiten gibt, wie wird dies unsere Ernährung beeinflussen – wie sieht dann unser Essen aus? Kurz: Wie is[s]t Deutschland 2030?

3. KONSUMENTEN-WORKSHOPS.

Mit dieser Leitfrage sind wir in Zwei-Tage-Workshops mit Konsumenten gegangen und haben gemeinsam Szenarien zur Ernährung in der Zukunft entwickelt („Co-Creation"). Die acht beteiligten Konsumenten wurden nach einem sehr aufwendigen Assessment ausgewählt. Denn ganz wesentlich für den Co-Creation-Prozess ist Empathie: Die Personen müssen in der Lage sein, sich in unterschiedliche andere Personen hineinzuversetzen, mit diesen zu fühlen, zu denken und auch deren Verhalten anzunehmen. Nur so gelingt es, dass eine kleine Gruppe von Menschen für eine große Einheit und – ganz wichtig – unterschiedliche Zielgruppen sprechen kann. Darüber hinaus zeichnen sich diese Konsumenten durch ein besonders überdurchschnittliches kreatives Potenzial und einen sehr hohen IQ aus. Ergebnis dieser Konsumenten-Workshops waren sehr detaillierte Zukunftsbilder für die Ernährung von morgen. Die zunehmende Komplexität unserer Gesellschaft und Lebenswelt durch eine weiter voranschreitende Individualisierung wird auch eine Individualisierung von Ernährungsstilen zur Folge haben. Diese haben unsere Konsumenten in fünf Zukunftsszenarien zusammengefasst.

Entsprechend die wichtige Botschaft vorab: Es wird bei der Ernährung nicht nur eine, sondern mehrere Zukünfte geben, die die sich weiter ausdifferenzierenden individuellen Lebensstile widerspiegeln – und letztlich natürlich auch unsere Konsumenten aus dem Workshop ansprechen.

Sie sind für uns innerhalb der Studie das wichtige Bindeglied zwischen dem Heute und einem Zukunftsbild unserer Ernährung des Jahres 2030. Einer der Gründe, warum wir diese Konsumentinnen und Konsumenten in den einzelnen Kapiteln zu den Zukunftsszenarien auch mit Zitaten und fotografisch in die Illustrationen zu den einzelnen Szenarien eingebunden haben.

4. KONSUMENTENBEFRAGUNG.

Aber sind diese Zukunftsbilder wirklich realistisch? Manches mag heute noch verrückt anmuten, manches vielleicht weniger. Wir wollten wissen, ob die von unseren Experten und Konsumenten gemeinschaftlich erarbeiteten Szenarien dazu taugen, die „breite Masse" anzusprechen. Entsprechend haben wir insgesamt 1.029 Konsumenten - repräsentativ für die Bevölkerung ab 18 Jahren - mittels eines Online-Fragebogens befragt. Damit sind die in dieser Studie erzielten Ergebnisse für die deutsche Bevölkerung verallgemeinerbar.

Im Kern haben wir den Konsumenten einleitend unsere mit den Experten erarbeiteten Prämissen für unsere Gesellschaft im Jahr 2030 vorgestellt - also kurz diejenigen Fakten gelistet, die wir nach heutiger Lage sicher einschätzen können, wie z. B. den demografischen Wandel. Anschließend wurden den Befragten die fünf Zukunftsszenarien vorgestellt, mit der Aufforderung, diese nach diversen Kriterien zu bewerten. Im Ergebnis zeigt sich, dass sich 80 % unserer Gesamtstichprobe in mindestens einem der in Konsumenten-Workshops skizzierten Zukunftsszenarien wiederfinden können. Anschließend haben wir die Daten in der Gesamtstichprobe und auch in relevanten Untergruppen, gebildet nach Alter, Geschlecht etc., ausgewertet.

FOKUS: NESTLÉ ERNÄHRUNGSTYPEN.

Ein besonderes Augenmerk in der Analyse haben wir bei der Auswertung auf die „Nestlé Ernährungstypen" gelegt. Durch die Abfrage von ernährungsrelevanten Einstellungen und Verhaltensweisen lassen sich die 1.029 befragten Konsumenten in Gruppen oder sogenannten „Clustern" zusammenfassen. Menschen, die eine ähnliche Einstellung und ein ähnliches Verhalten aufweisen, werden einer bestimmten Gruppe oder „Cluster-

Typologie" zugeordnet. Seit der 2009 veröffentlichten Ernährungsstudie haben sich die Nestlé Ernährungstypen als einheitliche „Cluster-Typologie" etabliert und werden in diversen Studien als gängige Ernährungs-Typologie herangezogen. Demnach lässt sich die Bevölkerung Deutschlands in insgesamt sieben Ernährungstypen einteilen – hinter jedem Ernährungstyp steht ein bestimmter Typus, der sich sehr spezifisch beschreiben lässt *(siehe Abbildung 13)*.

TRENDS FÜR 2030.

Entsprechend haben wir die Fragestellungen, die für diese Gruppierung bzw. „Clusterung" notwendig sind, in den Fragebogen der Zukunftsstudie integriert. Somit können wir neben Altersgruppen und Geschlechtern auch die Ernährungstypen analysieren. Z. B. welcher Ernährungstyp sich persönlich in einem bestimmten Zukunftsszenario wiederfindet. Und wir sind so in der Lage, eine Prognose hinsichtlich einer möglichen Veränderung der Clusterung selbst zu liefern. Etwa eine Antwort auf die Frage: Werden wir 2030 weniger „Leidenschaftslose" haben oder gar mehr? Werden wir alle zu „Multi-Optionalen"? *(siehe Kapitel „Prognose: So entwickeln sich die sieben Nestlé Ernährungstypen")*

Zukunft ist spannend für uns alle, weil sie anders sein wird als das heute. Aber auch, weil wir Konsumenten sie zunehmend selber mitgestalten können.

JENS KRÜGER

GESCHÄFTSFÜHRER TNS DEUTSCHLAND

Abbildung 13

Die sieben Nestlé Ernährungstypen

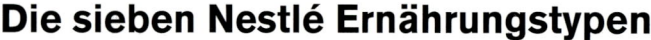

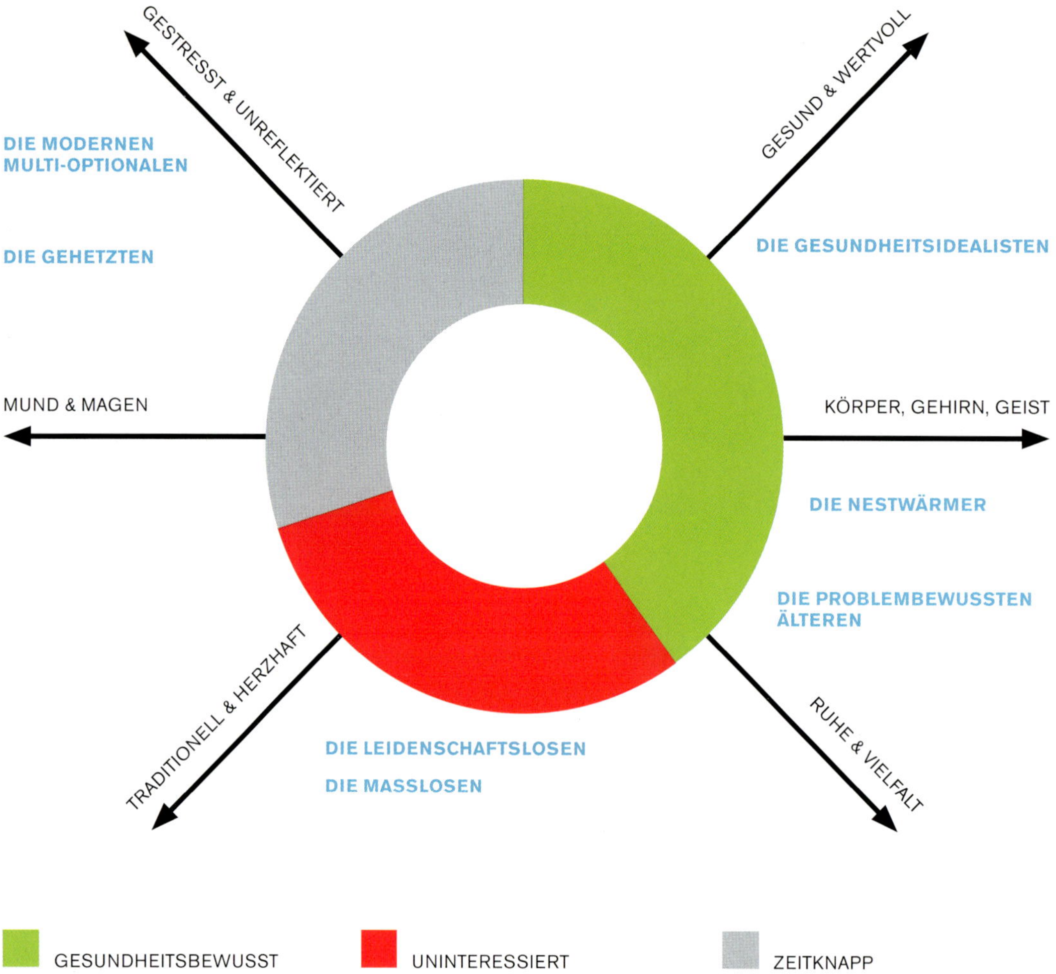

DIE MODERNEN MULTI-OPTIONALEN

DIE GEHETZTEN

GESTRESST & UNREFLEKTIERT

GESUND & WERTVOLL

DIE GESUNDHEITSIDEALISTEN

MUND & MAGEN

KÖRPER, GEHIRN, GEIST

DIE NESTWÄRMER

DIE PROBLEMBEWUSSTEN ÄLTEREN

TRADITIONELL & HERZHAFT

DIE LEIDENSCHAFTSLOSEN

DIE MASSLOSEN

RUHE & VIELFALT

- GESUNDHEITSBEWUSST
- UNINTERESSIERT
- ZEITKNAPP

DIE LEIDENSCHAFTSLOSEN

Vielen Dingen im Leben sehen sie völlig leidenschaftslos entgegen. Es sind meist Männer, die Wert legen auf materielle Sicherheit und ihren guten Ruf. Die Themen Gesundheitsbewusstsein und gute, ausgewogene Ernährung sind ihnen fremd. Der Einkauf muss möglichst schnell gehen und günstig sein. Einfache Gerichte, Tiefkühlgerichte und Konserven bestimmen ihre Ernährung. Kochen dient ausschließlich der Ernährung und keinem sozialen Aspekt.

DIE PROBLEMBEWUSSTEN

Ihre traditionelle Lebenseinstellung ist von hohem Gesundheitsbewusstsein geprägt. Es sind meist ältere Ehepaare oder Singles. Ihr Gesundheitszustand ist nicht der beste. Sie leiden unter Diabetes, hohem Cholesterin, Bluthochdruck und Kreislaufproblemen. Sie legen Wert auf Frische und Qualität, achten aber sehr stark auf einen günstigen Preis. Sie haben eine tägliche Ernährungsroutine, sind erfahrene und gute Köche und essen am liebsten zu Hause.

DIE MASSLOSEN

Sie legen mehr Wert auf Quantität und Bequemlichkeit als auf Qualität und Gesundheit. Es sind meist jüngere, ledige Männer, die nach schnellem Spaß und oberflächlichem Genuss suchen. Ihr Gesundheits- und Fitnesszustand ist schlecht, und sie leiden häufig an Übergewicht. Einkaufen empfinden sie als lästig. Sie wollen kurze Wege und einen günstigen Preis. Sie nehmen ihr Essen unreflektiert auf und zum Teil in maßlosen Portionen. Mikrowellengerichte und Tiefkühlkost sind die Ernährungsgrundlage.

DIE GEHETZTEN

Sie sind immer unter Zeitdruck, und für Essen im Alltag gibt es bei ihnen kaum Platz. Es sind meist Männer jungen bis mittleren Alters, die nur schwer eine Balance zwischen Beruf und Freizeitvergnügen finden. Sie leiden unter Stresssyndromen wie Schlafstörungen, Müdigkeitserscheinungen und Übergewicht. Einkaufen ist für sie eine lästige Pflicht – sie investieren kein Geld in qualitativ hochwertige Produkte. Essen ist für sie Nebensache – Snacks und Fastfood sind an der Tagesordnung.

DIE GESUNDHEITSIDEALISTEN

Sie leben aktiv ihre Ideale und Überzeugungen aus. Ihr Lebensmittelpunkt ist ein bewusstes und kreatives Leben im Einklang mit der Natur. Ihre hohen Ansprüche basieren auf einer sehr hohen Lebensqualität – Fitness und Gesundheit sind ihnen sehr wichtig. Sie kaufen frische Bioprodukte direkt vom Erzeuger. Mehrmals am Tag kochen ist die Regel.

DIE NESTWÄRMER

Sie suchen nach Harmonie in allen Lebensbereichen. Ihren Lebensmittelpunkt finden sie in der Verantwortung für die Familie. Sie sind Genussmenschen, die mit sich und ihrer Umwelt im Gleichgewicht sind. Sie legen Wert auf eine frische und ausgewogene Ernährung. Qualität ist ihnen einen höheren Preis wert. Sie sind leidenschaftliche Köche.

DIE MODERNEN MULTI-OPTIONALEN

Sie haben einen hohen Anspruch an sich selbst und sind immer unter Zeitdruck. Ihren Lebensmittelpunkt finden sie in dem Versuch, zwischen Ich-Zeit und Wir-Zeit eine gute Mischung zu schaffen. Sie leiden unter Stress – Ermüdungserscheinungen, Nervosität und Übergewicht sind das Resultat. Sie essen unregelmäßig, gehetzt und oft sehr spät. Sie wünschen sich eine große Auswahl an frischen Produkten und geben für Qualität gern mehr aus. Essen ist für sie ein Gemeinschaftserlebnis.

THOMAS ELLROTT

„Was heute Premium ist, wird zum Standard."

Herr Ellrott, Essen und Ernährung hatten immer schon mehr Bedeutung als die bloße Versorgung mit Kalorien. Welche Bedeutungen werden in Zukunft wichtiger?
Es gibt einen unverkennbaren Trend zu einer stärkeren Rationalisierung von Essentscheidungen, vor allem in Richtung Gesundheit und Leistungsfähigkeit, aber auch Nachhaltigkeit. Zukünftig kann man sich mithilfe tragbarer elektronischer Sensoren immer besser selbst vermessen – neudeutsch Quantified Self genannt. Dadurch sind deutlich stärker individualisierte Empfehlungen für die persönliche Ernährung möglich. Je maßgeschneiderter, desto größer ist die Wahrscheinlichkeit, dass die abgeleitete Empfehlung dem Einzelnen wirklich nützt und er sie umsetzt. Hinzu kommen die Fortschritte in der genetischen Forschung. Personen mit genetischen beziehungsweise metabolischen Risikokonstellationen können zukünftig weitaus individuellere und damit zielführendere Empfehlungen zur Risikoreduktion erhalten.

Wo bleibt bei all dieser Vernunft der bloße Genuss?
All das wird aber nicht dazu führen, dass die emotionale und soziale Seite des Essens verschwindet. Genuss, Geschmack und Gemeinschaft bleiben als nichtrationale Motive für die Lebensmittelauswahl entscheidend. Was sich verändern wird, sind die Standard-Eigenschaften der angebotenen Lebensmittel. Das, was heute noch optional ist, etwa bio, fair gehandelt, nachhaltig, gesund oder leistungssteigernd, wird in der wohlhabenden westlichen Welt zunehmend zur Standardqualität im Lebensmittelsortiment. Es wird also genau das passieren, was bei Eiern im Einzelhandel bereits passiert ist: Eier aus Bodenhaltung sind der Standard, Eier aus Käfighaltung aus dem Supermarkt praktisch verschwunden.

Gutes Essen und frische Zutaten werden zukünftig aber auch eine Frage der Bezahlbarkeit. Wie sehen Sie diese Entwicklung?
Gutes Essen muss nicht zwingend teuer sein. Wer viel aus Grundzutaten selbst kocht, bekommt hohe Qualität zu vergleichsweise günstigen Preisen. Auch der eigene Garten oder Balkon kann einen Teil der Zutaten liefern. Ich muss allerdings kritisch anmerken, dass einem zunehmenden Anteil der Bevölkerung gerade jene praktischen Fertigkeiten fehlen, um aus Grundzutaten

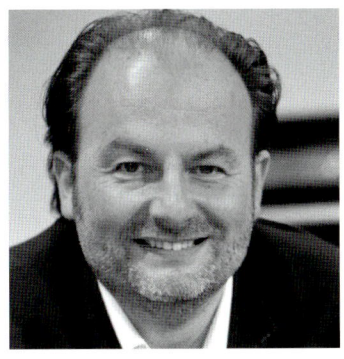

PD Dr. Thomas Ellrott ist Arzt und leitet das Institut für Ernährungspsychologie an der Göttinger Universitätsmedizin. Er ist zudem ehrenamtlicher Leiter der Deutschen Gesellschaft für Ernährung in Niedersachsen

gutes Essen zu kreieren. Ein gesellschaftlicher Trend zum Selbstkochen im Alltag statt zum passiven Genuss von Kochshows im Fernsehen könnte dieses Problem lösen.

Die Zukunft hält neue Lebensmittel wie Algen und Insekten für uns bereit. Wie macht man den Deutschen Appetit darauf?
Auch beim ersten Döner und der ersten Pizza waren wir skeptisch. Veränderungen brauchen Zeit. Zum anderen gelingen sie umso leichter, je näher das Neue dem Bisherigen ist. Insekten und Algen sind zugegeben noch meilenweit von unserer Esskultur entfernt. Bis wir alle so etwas mögen, wird es viele Jahrzehnte brauchen.

Wie wichtig ist bewusstes Essen überhaupt für ein gutes Leben?
Lebensqualität und Lebensfreude sind untrennbar mit dem Essen verknüpft. Voraussetzung dafür ist gute Gesundheit – und eben diese Gesundheit hat zum einen mit der ernährungsphysiologischen Qualität – also den Inhaltsstoffen – der Ernährung zu tun. Mindestens ebenso wichtig für Lebensqualität und Lebensfreude ist aber der soziale Aspekt des Essens. Gemeinsames Essen verbindet Menschen, ist sozialer Kitt, schafft Gemeinschaft, Geborgenheit, stiftet Identität und gibt damit Sinn. Wenn das Nachdenken über Herkunft und Inhaltsstoffe tatsächlich zu einer gesundheitsfördernden Lebensmittelwahl beiträgt und dem Gemeinschaftserlebnis beim Essen nicht entgegensteht, spricht vieles dafür. Ist das Nachdenken über Herkunft und Inhaltsstoffe jedoch stark ideologiegetrieben und damit bar jeder wissenschaftlichen Grundlage oder gar zwanghaft und verbohrt, kann es auch das Gegenteil bewirken.

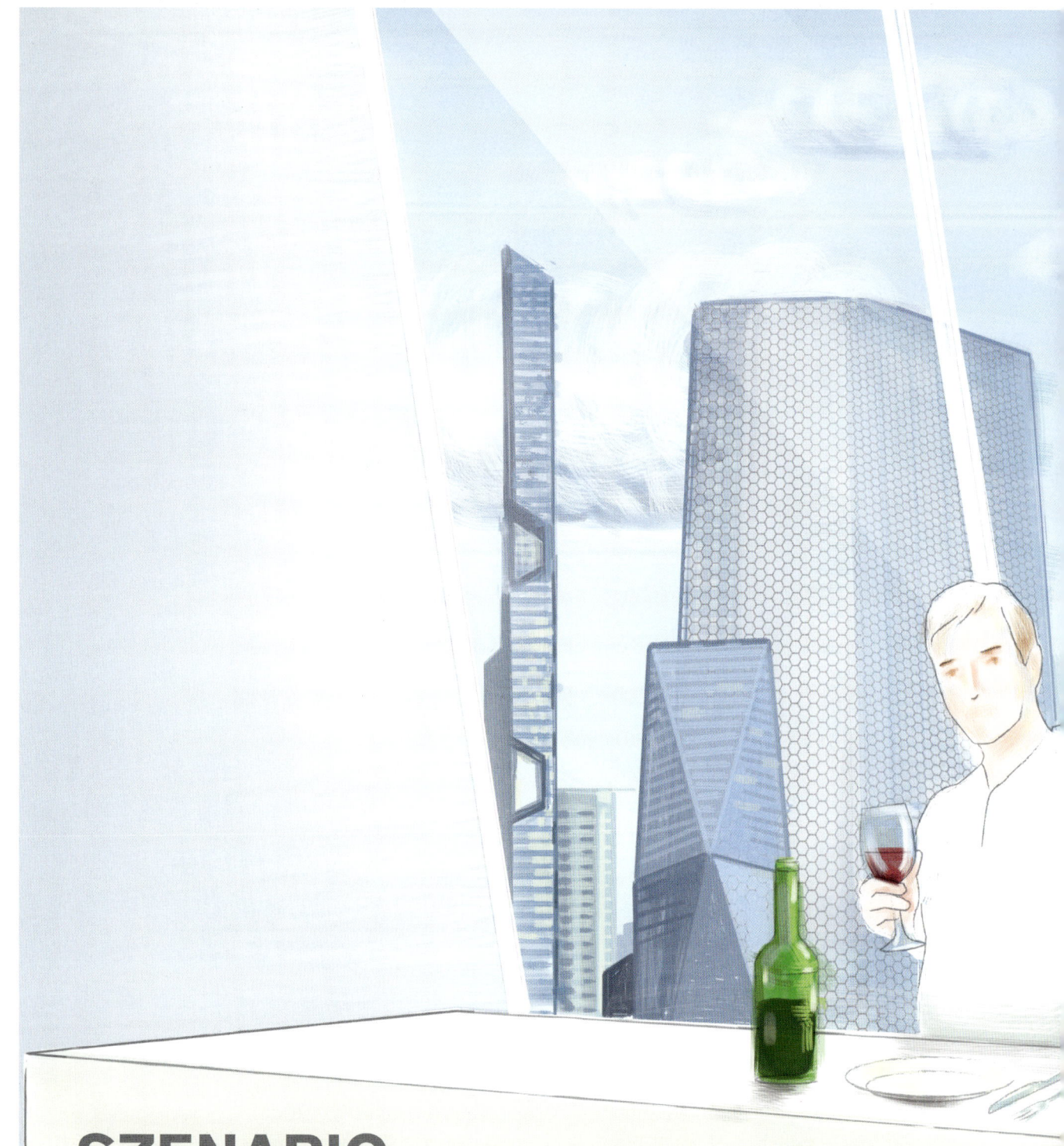

SZENARIO
RESSOURCENSCHONENDE ERNÄHRUNG IN EINER WERTEORIENTIERTEN GESELLSCHAFT

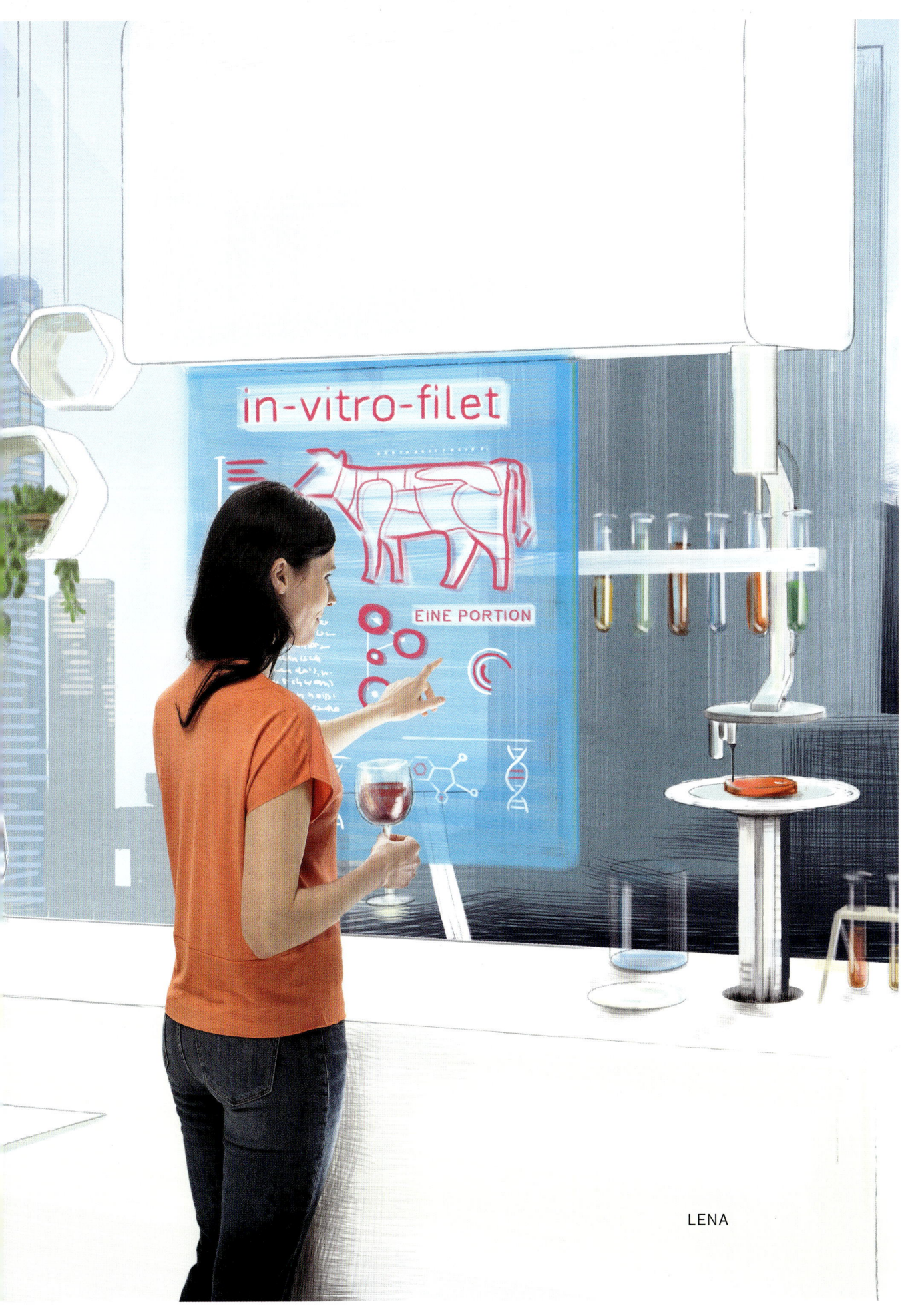

Die Zukunft ist gut.

In diesem Szenario haben wir die erfahrenen Krisen von Politik und Wirtschaft als Chance begriffen:

Der Einzelne ergreift selbst die Initiative und übernimmt Verantwortung für sich, seine Mitmenschen und den Planeten. Lebensqualität und Sinn rücken in den Fokus jedes Einzelnen.

59 % der Deutschen halten das für ein realistisches Szenario, noch mehr begreifen es als einen Fortschritt. (SIEHE ABBILDUNG 14)

Es ist damit das als am wahrscheinlichsten und am fortschrittlichsten eingeschätzte Szenario der Studie.

MEIKE GEBHARD

„Von der Nische in den Mainstream."

Sie haben bereits 2007 die Web-Plattform utopia.de gegründet. Wie hat sich seitdem das Thema „Nachhaltiger Konsum" verändert?

Das Thema „Nachhaltiger Konsum" hat sich in den letzten acht Jahren Schritt für Schritt aus der Nische in den Mainstream bewegt. Eindrückliche Beispiele dafür sind unter anderem die rasant wachsenden Biosortimente nicht nur im Lebensmittel-Einzelhandel, sondern in jüngster Zeit auch im Discounter. Als Betreiber von Utopia.de erleben wir diesen Trend tagtäglich hautnah. Die Masse unserer Nutzer sucht nicht den politischen Diskurs zu ökosozialen Themen, sondern in erster Linie Tipps und konkrete Empfehlungen für nachhaltigere Kaufentscheidungen.

Welche Themen werden Ihrer Beobachtung nach in den kommenden 15 Jahren wichtiger werden?

Auf dem Vormarsch sind nach meiner Einschätzung zum einen die sozialen Themen: Fragen nach Produktionsbedingungen in den Herkunftsländern. Soziale und ökologische Risiken in der Lieferkette werden für Unternehmen zunehmend zu Reputationsrisiken. Die Sensibilität der Konsumenten ist nach der Katastrophe von Bangladesch, aber auch nach Berichten über Produktionsbedingungen bei der Herstellung von Smartphones und Tablets in Asien gestiegen. Wichtiger werden in Zukunft sicher auch die Themen E-Mobilität, alternative Antriebstechniken, autonomes Fahren, Carsharing und vieles mehr. An Bedeutung verlieren wird in den nächsten 20 bis 30 Jahren das Thema Energiewende und Ökostrom. Dieses Thema hat sich in Deutschland im besten Sinne „erledigt".

Worin sehen Sie die Haupttreiber dafür, dass es ressourcenschonende Konsumalternativen bis 2030 in den Mainstream schaffen?

Das Szenario ist nach meiner Einschätzung zu optimistisch, dennoch bin ich überzeugt, dass es ressourcenschonende Konsumalternativen in den nächsten zwanzig Jahren in den Mainstream schaffen werden. Haupttreiber wird dabei die Angebotsseite sein. Je mehr nachhaltiger Konsum nicht gleichbedeutend ist mit dem Verzicht auf die attraktivere Alternative, je mehr Produkte ange-

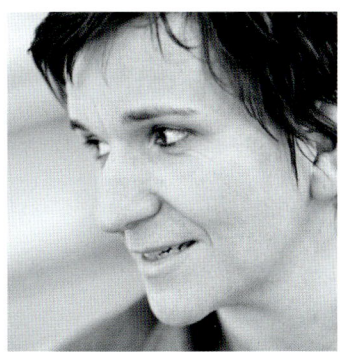

Meike Gebhard ist Geschäftsführerin und Gründerin der Nachhaltigkeitsplattform utopia.de.

boten werden, die zugleich nachhaltig und „sexy" sind, desto mehr wird sich nachhaltiger Konsum auf breiter gesellschaftlicher Ebene durchsetzen – auch wenn die Produkte im Einzelfall ein paar Eurocent teurer sind.

Wie kann man den Deutschen Lust auf nachhaltige Proteinquellen wie Insekten machen?

Lust machen kann man den Menschen am ehesten, indem man im wahrsten Sinne ihre Lust weckt, Angebote macht, sie „verführt". Die rasant gestiegene Nachfrage nach vegetarischen und veganen Produkten zeigt, dass die Konsumenten grundsätzlich offen für eine gesunde und ressourcenschonende Ernährung sind.

Welche Rolle spielt Technologie beim nachhaltigen Konsum?

Technologie spielt beim nachhaltigen Konsum eine Schlüsselrolle. Um die zwingend erforderliche Reduktion der Treibhausgas-Emissionen zu erreichen, bedarf es einer Effizienzrevolution, wie sie das Wuppertal-Institut für Klima, Umwelt, Energie bereits seit mehr als zwanzig Jahren beschreibt: energieeffiziente Elektrogeräte, sparsame Autos, effiziente Gebäudetechnik. Darüber hinaus entstehen im Zuge der Digitalisierung völlig neue Geschäftsmodelle und damit verbunden gigantische Ressourcen-Einsparpotenziale: Smartphone-Apps für Carsharing und das Smart Home, Cloud-basierte IT-Lösungen, Ressourceneinsparung durch Datendigitalisierung und Downloads und vieles mehr. Allerdings kann technologischer Fortschritt nicht die alleinige Lösung sein, sondern muss Hand in Hand gehen mit einem bewussteren, sparsameren Lebensstil.

In welcher Welt leben wir?
Knappe Ressourcen als Chance.

2030 haben sich Wirtschaft und Gesellschaft mit dem Ende des fortdauernden Wirtschaftswachstums arrangiert. Der Einzelne begreift das Ende des "Immer mehr" als Chance auf eine höhere Lebensqualität, die nicht zulasten von Mitmenschen und Umwelt geht. Statt auf den Staat verlässt man sich auf die Zusammenarbeit mit Gleichgesinnten. Der Leitspruch "Think globally, act locally" erlebt im voll vernetzten Alltag neue Relevanz. Die Orientierung an Werten abseits finanziellen Profits ist auch für Unternehmen kritisch, die als Marke und Arbeitgeber attraktiv bleiben wollen. Die Konsumgesellschaft hat sich zu einer effizienten Solidargemeinschaft entwickelt, in der Nutzen nicht primär der Eigennutz ist.

„PEAK EVERYTHING" ALS CHANCE.

In 15 Jahren wird die zentrale Lehre aus dem „Peak Everything" unten – aus der Tatsache, dass die für die Menschheit essenziellen Ressourcen zur Neige gehen. Der sparsame Umgang mit Rohstoffen ist das Gebot der Stunde. Die Knappheit und der steigende Preis zwingen zum Handeln. Übersättigt und desillusioniert von Wirtschaftswunder und -krise der vergangenen 50 Jahre, begreifen die Menschen diese Notwendigkeit auch als Chance. Westliche Wirtschafts- und Gesellschaftssysteme sind nicht mehr ausschließlich am materiellen Wachstum orientiert und haben sich mit der Stagnation der Wirtschaftsdaten arrangiert. Der Wertewandel steht auf einem sicheren Fundament. Denn Generation X und Generation Y sitzen nun in den Entscheiderpositionen. Das Besitz- und Anspruchsdenken der Babyboomer hat einer neuen und umfassenden Perspektive Platz gemacht, die die Dinge ganzheitlicher und nachhaltiger sieht. Das zeigen auch die Befragungsdaten: Wer dieses Szenario für „am wahrscheinlichsten" hält, schätzt daran vor allem die gesellschaftlichen Rahmenbedingungen. Nahezu jeder zweite Befragte, der dieses Szenario für am wahrscheinlichsten hält, nennt auf die offene Fragestellung, was ihm daran gefällt, einen Aspekt, der den gesellschaftlichen Rahmenbedingungen zugeordnet werden kann *(siehe Abbildung 17)*. Am häufigsten genannt werden der „Umweltschutz" und die „gerechte Verteilung der knappen Ressourcen". Negative Nennungen fallen unspezifisch und relativ niedrig aus *(ebd.)*.

SINN ALS SOZIALER STATUS.

Das Prinzip „Genug haben" hat das Paradigma „Immer mehr besitzen" ersetzt. Über die Sicherung der eigenen Existenz hinaus zählt Sinn mehr als Geld. Werte wie Solidarität werden wichtiger. Das gilt auch hin-

> Erfolg und Wachstum als oberstes Ziel haben ausgedient.
>
> **GABRIELA KAISER**

sichtlich der Polarisierung zwischen Arm und Reich innerhalb Deutschlands, die zur drängendsten sozialen Herausforderung geworden ist. Werte zu haben und zu leben wird zur zentralen Quelle sozialen Status. Worin diese Werte bestehen, ist verschieden. Die Rücksicht auf Planet und Mitmenschen ist der gemeinsame Nenner eines ansonsten breiten Wertespektrums. Dieser Wertepluralismus macht es möglich, auf viele Arten nachhaltig zu leben. Viele Wege führen zum Ziel einer besseren Welt.

WERTE ALS WETTBEWERBSVORTEIL.

Gesellschaftlicher und politischer Wandel finden mehr denn je unter Einbindung von NGOs und unabhängigen Plattformen statt. Vor allem geht es darum, dass das gesamte Geschäftsmodell neben ökonomischen Profiten auch soziale und ökologische Mehrwerte kreiert. Das dazu notwendige Denken ist mittlerweile in allen Unternehmensabteilungen verankert. Auch als

Arbeitgeber braucht es ein sinnstiftendes Konzept, um für High Potentials attraktiv zu sein und zu bleiben.

VERTRAUEN IST GUT. SELBER MACHEN IST BESSER.

Weil den politischen und wirtschaftlichen Eliten die Lösung der dringlichsten Probleme nicht zugetraut wird, ergreifen die Menschen selbst die Initiative. Einzelne setzen Impulse für eine bessere Welt. Allzeit digi-

> Technologischer Fortschritt muss Hand in Hand mit einem sparsameren Lebensstil gehen.
> **MEIKE GEBHARD**

tal vernetzt mit anderen, ist das effizienter und wirkungsvoller möglich denn je. Als Lebensmittelpunkt wird zunehmend die nachbarschaftlich organisierte Umgebung gesehen, weniger die eigene Wohnung. Es bilden sich größere ethische Versorgungs- und Konsumeinheiten wie zum Beispiel Quartiersgärten und lokale Wertschöpfungsnetzwerke von Bauern, Händlern und Verbrauchern. Das ist ressourcenschonender und wirtschaftlich vernünftiger. Die Technologie wird als entscheidendes Werkzeug eingeschätzt, um ein Maximum an Lebensqualität in einer besseren Welt aus den vorhandenen Ressourcen zu erreichen.

Abbildung 14

DAS SAGEN DIE DEUTSCHEN ZUM SZENARIO
RESSOURCENSCHONENDE ERNÄHRUNG IN EINER WERTEORIENTIERTEN GESELLSCHAFT

Realistisch, fortschrittlich und attraktiv.

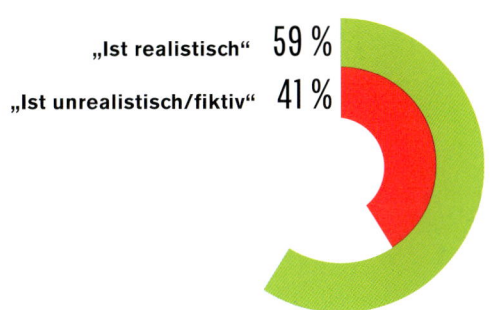

„Ist realistisch" 59 %
„Ist unrealistisch/fiktiv" 41 %

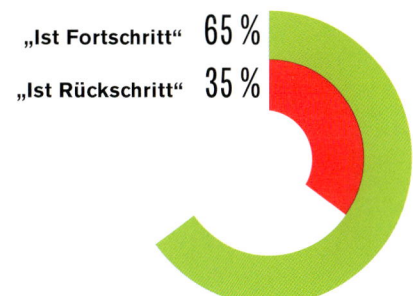

„Ist Fortschritt" 65 %
„Ist Rückschritt" 35 %

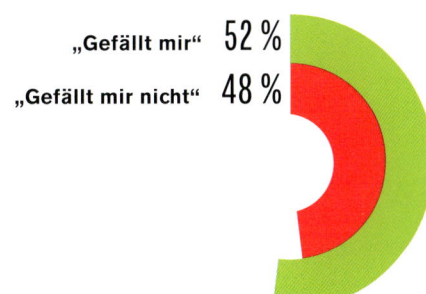

„Gefällt mir" 52 %
„Gefällt mir nicht" 48 %

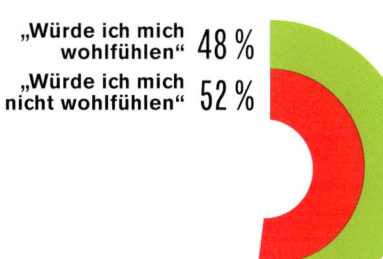

„Würde ich mich wohlfühlen" 48 %
„Würde ich mich nicht wohlfühlen" 52 %

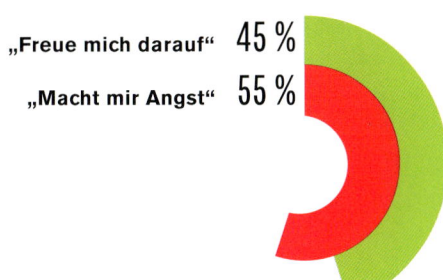

„Freue mich darauf" 45 %
„Macht mir Angst" 55 %

STATISTISCHE ANGABEN: in %; Basis: total n=1.029 / Q6: Bitte bewerten Sie nun das Szenario anhand der folgenden Aussagen. Bitte geben Sie mithilfe des Schiebereglers an, wie Sie das Szenario beurteilen.

Was bedeutet Ernährung für uns?
Besseres Essen für eine bessere Welt.

Die Ernährung ist zum Ausweis der eigenen Werte und damit des sozialen Status geworden. Es zählt nicht mehr so sehr, was auf dem Teller liegt, sondern wie es dorthin gekommen ist. In den Mittelpunkt rücken die Menschen, Marken und Motive, die hinter den Produkten stehen. Das Prinzip der Selbstversorgung verkörpert dabei das Ideal: viel Authentizität und emotionale Verbundenheit bei einem minimalen ökologischen Fußabdruck. Gleichzeitig gewinnen neue Lebensmittel wie Algen, Insekten oder künstlich erzeugtes Fleisch mehr Akzeptanz: als ethisch-moralisch korrektes Angebot, das für die meisten im Alltag bezahlbar ist.

KRITISCHE FRAGEN NACH HERKUNFT UND WERTEN.

„Sage mir, was du isst, und ich sage dir, wer du bist." Dieser Schluss greift 2030 zu kurz. Das Essen selbst - als Produkt und Tätigkeit - ist nur mehr ein Teilaspekt in Hinblick auf unsere Einstellung zur Ernährung. Mindestens ebenso wichtig sind die Herkunft und Entstehungsgeschichte unserer Lebensmittel geworden: Welche Personen und Unternehmen stehen hinter den Produkten? Welche Werte und Motive treiben sie an? Wichtig dabei ist vor allem, wie es den beteiligten Lebewesen geht. Jene, die dieses Szenario für am wahrscheinlichsten einschätzen, geben auf die offene Frage, was ihnen daran besonders gefällt, die Antwort „Tierfreundlichkeit". Lebensmittel erfahren eine höhere Wertschätzung als noch 15 Jahre zuvor, so die Verbrauchermeinung. Nicht bloß weil sie knapper und teurer geworden sind, sondern weil sich die Konsumenten - kritischer und informierter denn je - der Vielzahl von Faktoren, die ein „gutes" Lebensmittel ausmachen, bewusst sind.

MASSE WILL KLASSE.

Der „Quality-Eater" wird zum wichtigsten Repräsentanten der Esskultur. Wer kann, geht noch einen Schritt weiter: Das Prinzip der Selbstversorgung wird für immer mehr Menschen eine attraktive Alternative. Wer Platz und Zeit hat, sich seine eigenen Nahrungsmittel zu ziehen und zu züchten, gilt nicht mehr als zu arm zum Einkaufen, sondern lebt das Ideal: minimale ökologische Beeinträchtigung bei größtmöglicher räumlicher und emotionaler Nähe zum Produkt. Werte wie die Liebe zu Natur und Tier können selbst zelebriert werden. Auch Unternehmen müssen sich 2030 ganzheitlichen Qualitätsansprüchen stellen. Es geht nicht allein um die Gestaltung von Produkten, sondern um die Gestaltung des gesamten Wertschöpfungsnetzwerks. Entscheidend ist, wie die Werte, für die die Marke steht, dort umgesetzt werden.

DAS GUTE WIRD GÜNSTIGER.

Sich nachhaltig zu ernähren ist mittlerweile ohne Verzicht und hohen finanziellen Aufwand möglich. Das ermöglichen neuartige Produkte der Lebensmittelbranche wie künstlich hergestellte Nahrungsmittel, die in ihrer Produktion Umwelt und Natur weniger beeinträchtigen. Die Skalierung umweltfreundlicher Produktionsmethoden ermöglicht außerdem ethisch korrekte Produkte zu günstigen Preisen. Scheiterte früher die Veränderung der Ernährungsgewohnheiten daran, dass die ethisch bessere Alternative in Geschmack und Erlebnis nicht mithalten konnte, erwartet man jetzt, dass 2030 das Gegenteil der Fall sein wird: Mit einem besseren Gewissen, mehr Authentizität und einer höheren sozialen Ausweiskraft („Wer mich konsumiert, ist ein besserer Mensch") sorgen ethisch korrekte Produkte ganzheitlich gesehen für mehr Genuss. Die Lücke zwischen dem Wissen, was gut ist, und dem, was man eigentlich will, ist geschlossen worden. Die ethischen und ökologischen Standards der Anbieter sind auch im niedrigen Preissegment gestiegen. Guter Konsum ist für alle Schichten leistbar und möglich. Sich gegen diese Errungenschaft zu stellen ist sozial nicht mehr akzeptiert.

LABOR NEBEN LANDWIRTSCHAFT.

Die Knappheit der Ressourcen und die höheren ethischen Standards in der Nahrungsmittelproduktion führen dazu, dass eine neue Säule der Lebensmittelindustrie entsteht: künstlich hergestelltes Fleisch und andere Nahrung aus dem Labor. Was vor 20 Jahren noch mit einem Frankenstein-Nimbus behaftet und daher unverkäuflich war, wird nun zu einer ressourcenschonenden, attraktiven Alternative. Dazu kommen neue natürliche Lebensmittel wie Algen oder Insekten, die kraft der Vernunft auch die deutschen Speisekarten erobern. In der quantitativen Befragung zeigt sich diesbezüglich relativ wenig Skepsis. Nur jeder vierte Befragte, der dieses Szenario als das am wenigsten wahrscheinliche einschätzt, nennt auf die offene Frage, was ihm daran nicht gefällt, ein Thema, das dem Komplex „Einstellung zur Ernährung" zugeordnet werden kann *(siehe Abbildung 17)*. Die höchste Anzahl von Nennungen betrifft dabei die neuen Lebensmittel aus ungewohnter Quelle – von der Algenzucht über Insektenfarmen bis zum Reagenzglas. Fleisch aus dem Labor steht man offener gegenüber als ungewohnten Nahrungsmitteln natürlichen Ursprungs.

GESUNDHEITSBEWUSSTSEIN KOMMT IN DER MITTE DER GESELLSCHAFT AN.

Eine Analyse der Nestlé Ernährungstypen zeigt, dass sich besonders Gesundheitsidealisten und Problembewusste Ältere für dieses Szenario begeistern *(siehe Abbildung 16)*. 22 % der Befragten, die dieses Szenario bevorzugen, können den Gesundheitsidealisten zugeordnet werden, während dieser Food-Typ nur 12 % der Gesamtbevölkerung entspricht. Gesundheitsidealisten schätzen bereits heute lokale, saisonale und biologische Lebensmittel als gesündere Alternative – Attribute, die in diesem Szenario im Mittelpunkt stehen. Frische Ware ist zwar seltener, aber von guter Qualität. Der höhere Anteil von industriell gefertigter Nahrung verspricht ebenfalls qualitativ hochwertiger zu sein. „Künstlich" bedeutet nicht mehr „ungesund". Auch Problembewusste finden aufgrund ihrer hohen Gesundheitsorientierung Gefallen an dieser Zukunftsperspektive. 17 % der Anhänger dieses Szenarios entfallen auf Problembewusste Ältere, die im Bevölkerungsschnitt lediglich einen Anteil von 12 % einnehmen. Der Fokus auf die Qualität der Nahrungsmittel kommt ihren gesundheitlichen Bedürfnissen entgegen. Ein näherer Blick auf Gefallen und Vorfreude auf diese Zukunft offenbart gemischte Gefühle – unterschiedlich stark zwischen Altersgruppen und Geschlechtern *(siehe Abbildung 15)*: Während knapp über die Hälfte (52 %) Gefallen daran findet, geben nur 45 % an, sich darauf zu freuen. Am stärksten ist die Diskrepanz bei Männern und über 60-Jährigen. Die größte Offenheit ist unter den unter 40-Jährigen zu finden.

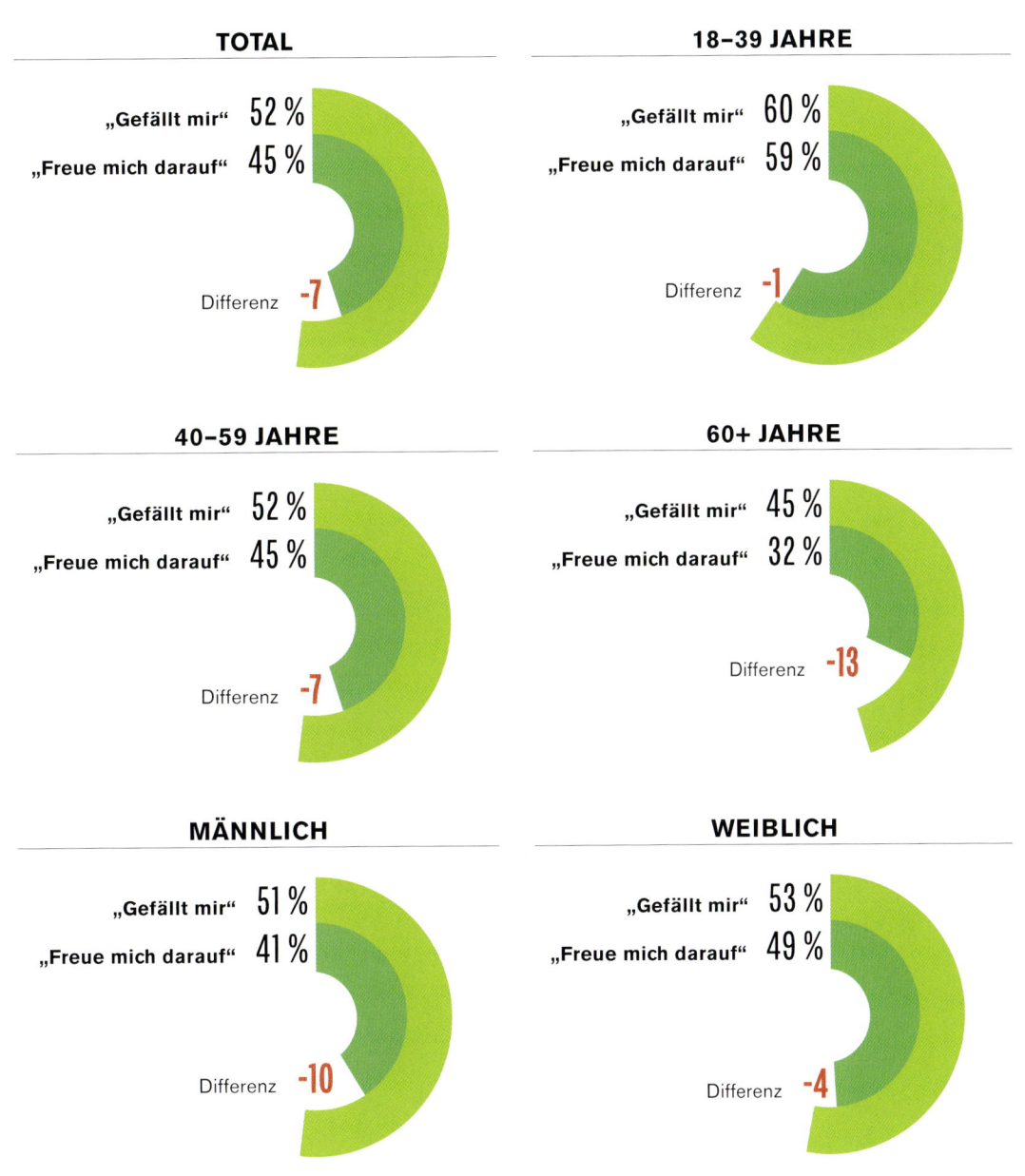

Wie essen wir?
Weniger tierische Produkte, dafür neue Lebensmittel.

> Der tägliche Speiseplan ändert sich. Frisches Obst und Gemüse wird immer weniger verkauft, weil es für die meisten Menschen im Alltag zu teuer ist. Viele Menschen verzichten auch gänzlich auf Milchprodukte, Eier und Fleisch, weil diese häufig mit einem größeren ökologischen Fußabdruck verbunden sind. Künstliche Alternativen sind günstiger und ressourcenschonender. Daheim wird nicht nur gekocht, sondern auch gezüchtet, wiederverwendet und -verwertet. Dabei helfen intelligente Küchen, die den Nutzer in seinen Ernährungsvorlieben und der Effizienz seines ökologischen Fußabdrucks unterstützen.

MEHR VIELFALT, WENIGER FRISCHE.

Die Gewohnheiten rund um das Kochen und Essen haben sich grundsätzlich geändert. Die Vielfalt wächst, und das Angebot an hochwertigen Nahrungsmitteln wird größer. Der Unterschied zu früher ist jedoch signifikant: Der Anteil von Produkten direkt vom Feld oder aus dem Stall sinkt stark. Das hat mehrere Gründe. Einerseits passen der Aufwand und die schädlichen Auswirkungen, die mit der Herstellung von Fleisch- und Milchprodukten verbunden sind, nicht mehr in den ethisch-moralischen Grundkonsens. Andererseits sind sie für den Mainstream schlichtweg zu teuer geworden. Echte tierische Produkte bedienen nun das Premium- und Luxussegment. Artgerechte Haltung, lokale Herkunft und besondere Ressourcenschonung sind dafür selbstverständlich geworden, machen die Produkte aber auch teurer.

GÜNSTIGER UND BESSER FÜR DIE WELT.

Deshalb bietet die Ernährungsindustrie auch künstliche Substitute an, die in Nährwert und Geschmack dem Original sehr ähnlich sind. Diese Lebensmittel sehen gut aus und schmecken auch so. Darüber hinaus haben sie den großen Vorteil, dass sie kostengünstig und vor allem ressourcenschonend produziert werden können. Auch neue natürliche Produkte aus Algen und Insekten stehen auf dem täglichen Speiseplan der breiten Bevölkerung. Ihren Siegeszug starteten sie - wie in den 90er-Jahren das Sushi - in Restaurants und Take-aways. Hier übernehmen Gastronomen die Rolle der Wegbereiter. Aber auch der Veganismus hat sich aus seiner Nische emanzipiert. Das Angebot ist ungleich breiter als in der Vergangenheit, dabei aber günstiger - und besser für die Welt.

KÜCHEN: SMART UND EFFIZIENT.

Offen gefragt, was an diesem Szenario besonders gefällt, antwortet jeder vierte der Befragten, die dieses Szenario für am wahrscheinlichsten halten, mit Aspekten des Kochens und Essens *(siehe Abbildung 17)*. Die häufigste Nennung ist dabei, dass Essen vorwiegend selbst gekocht wird. Gleichzeitig stellt man sich auf wesentlich höher technisierte Küchen ein. Dabei werden

> Der Trend zu veganen Produkten zeigt, dass Konsumenten offen für eine gesunde und ressourcenschonende Ernährung sind.
>
> **MEIKE GEBHARD**

die Prinzipien „Ganzheitlichkeit" und „Sparsamkeit" konsequent umgesetzt. Smarte Geräte und vernetzte Apps helfen intelligent bei Planung und Einkauf - das erwarten die Verbraucher: Rezepte werden vorgeschlagen sowie Einkaufszettel auf Ernährungsvorlieben und Fußabdruck ihrer Nutzer angepasst. Alarmfunktionen, die auf bald verderbende Produkte im Küchenschrank aufmerksam machen, tragen zur Müll- und Ressourceneinsparung bei. Es gibt Platz, auch auf kleinem Raum zum Selbstversorger zu werden - mit eigenen Wachstumsfächern für Algen, vertikalen Gärten oder Terrarien für Insekten. In der Verbrauchermeinung hat dieses Element den lustvollen Charakter eines Hobbys.

AUS RESTEN WERDEN RESSOURCEN.

Abfälle oder Überschüsse werden nicht einfach weggeworfen, sondern verwertet: Eigene Plattformen informieren über verfügbare Lebensmittel aus Haushalten oder dem Handel in der Nähe, die gekocht oder verzehrt werden sollen – so die Vorstellung in der Verbrauchermeinung. Aus Abwässern oder Kompost erzeugen Bioreaktoren Energie. Das Premiumsegment im Küchenbereich zeichnet sich einerseits durch Größe aus und andererseits durch mehr Leistungsfähigkeit in der Selbstversorgung. Profi-Geräte ermöglichen es, auch größere Runden zu verkösten. Die Wohnung wird zum selbstversorgenden Restaurant.

>
> Es wird Möglichkeiten geben, Lebensmittel zu bekommen, die kurz davor sind, nicht mehr frisch zu sein, und dadurch günstiger sind.
> **LENA**

Abbildung 16

DIESEN NESTLÉ ERNÄHRUNGSTYPEN GEFÄLLT DAS SZENARIO
RESSOURCENSCHONENDE ERNÄHRUNG IN EINER WERTEORIENTIERTEN GESELLSCHAFT

Gesundheitsidealisten und Problembewusste Ältere fühlen sich am stärksten angesprochen.

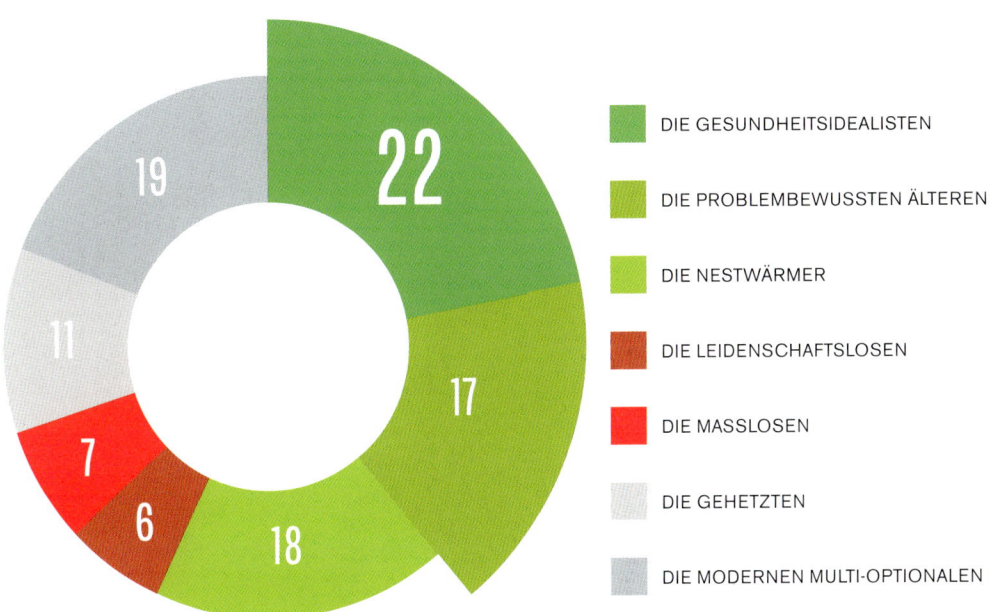

- DIE GESUNDHEITSIDEALISTEN
- DIE PROBLEMBEWUSSTEN ÄLTEREN
- DIE NESTWÄRMER
- DIE LEIDENSCHAFTSLOSEN
- DIE MASSLOSEN
- DIE GEHETZTEN
- DIE MODERNEN MULTI-OPTIONALEN

VERGLEICH ZUR GESAMTBEVÖLKERUNG

Lesebeispiel: 22% der Befürworter des Szenarios sind Gesundheitsidealisten (oben). Da diese in der Gesamtbevölkerung zu 12% vertreten sind, ist ihr Anteil bei den Befürwortern dieses Szenarios um 10 Prozentpunkte höher als in der Gesamtbevölkerung (unten).

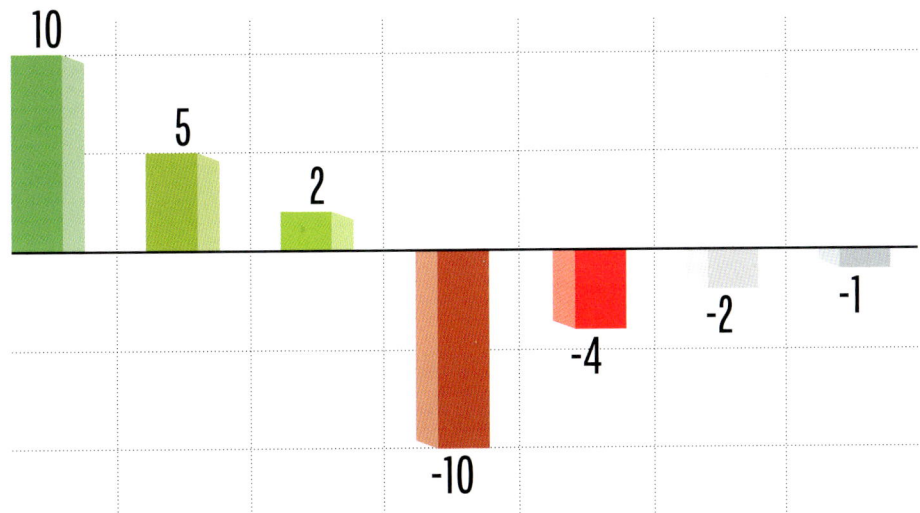

STATISTISCHE ANGABEN: in %; Basis: total n=1.029, Szenario 1 „Gefällt mir" Top 2 n=248
Q6: Bitte bewerten Sie nun das Szenario anhand der folgenden Aussagen. Bitte geben Sie mithilfe des Schiebereglers an, wie Sie das Szenario beurteilen.

Wie kaufen wir ein? Zu Fuß und genussorientiert.

Einkaufen in Zukunft spart Zeit, Kosten und Ressourcen. Die Kombination aus Online und Offline erlaubt effiziente Bestell- und Lieferangebote. Für das Gros der Bevölkerung ohne eigenes Auto werden kleinere Geschäfte und Abhol-Stores im Alltag wichtiger. Im stationären Handel setzt man auf die sinnliche Komponente von Nachhaltigkeit und überzeugt mit regionalen Angeboten, offenen Waren und Probierständen. Für die Lebensmittelbranche wird der ökologische Fußabdruck zur kritischen Benchmark.

EFFIZIENT ODER SINNLICH.

2030 kaufen die Deutschen sowohl online als auch offline, vor allem aber besser ein. Fast jedem vierten Befragten, der dieses Szenario als am wahrscheinlichsten einschätzt, fällt auf die offene Frage, was ihm daran besonders gefällt, etwas zum Thema Einkaufen ein *(siehe Abbildung 17)*. Ganz vorne dabei ist die selbstverständliche Verfügbarkeit biologischer Lebensmittel und regionaler Produkte, wenngleich sie mitunter teurer sind. Lebensmittelhändler wandeln sich vom bloßen „Ort zum Einkaufen" zum Partner für einen ressourcenschonenden Lebensstil ohne Verzicht: Digitale Einkaufsassistenten informieren über Ressourcenverbrauch und Herkunft der ange-

> Einkaufen wird nicht mehr bedeuten, regelmäßig in den Supermarkt zu gehen. Ich glaube, dass man Grundnahrungsmittel online abonniert.
>
> **LENA**

botenen Waren und halten den ökologischen Fußabdruck des Verbrauchers in Echtzeit fest. Auch ethischen Standards wird Rechnung getragen. Auf Produkten ist klar gekennzeichnet, welche sozialen und ethischen Standards sie erfüllen. Kunden können einfach überprüfen, ob sie ihrem individuellen Werteprofil entsprechen. Gut ausgebildete Mitarbeiter beraten und informieren kompetent, z. B. über die Herkunftsgeschichte von Produkten.

NEUE FORMEN DER LOGISTIK.

Für den Einzelnen ist Effizienz beim Einkaufen wichtiger denn je: Es gilt, auch hier Kosten und Ressourcen zu sparen. Dass man mehrmals pro Woche selbst mit dem eigenen Auto ein paar Kilometer zum Supermarkt einkaufen fährt, mutet 2030 seltsam an. Transport und Lieferung lassen sich anders besser organisieren: Kurze Wege gewinnen, das ist in der Verbrauchermeinung klar. Es wird mehr, dafür kleinere Einkaufsmöglichkeiten in Gehdistanz geben. Der Besuch lokaler Wochenmärkte und Fachgeschäfte gehört für die meisten dazu. Online bestellte Waren werden entweder nach Hause oder in lokale Verteilzentren in der Nähe geliefert, in denen Kühlmöglichkeiten vorhanden sind. Grundnahrungsmittel werden gerne in einer Flatrate bezogen. Die Lieferung ist in der Regel umweltfreundlicher - und für den durchschnittlichen Konsumenten, der mittlerweile kein eigenes Auto mehr besitzt, einfach leichter im Alltag zu bewerkstelligen.

Zukünftig reicht es nicht mehr, nur Artikel zu verkaufen. Der Schlüssel besteht aus einer Bereitstellung von Gesamtlösungen, angereichert mit der Vermittlung von Werten.

FRANK REHME

INNERE WERTE STATT VERPACKUNG.

Der Fokus auf eine optimale Energiebilanz führt außerdem zur Revolution im Verpackungsbereich. Durch die Abfüllung bzw. direkte Zustellung personalisierter Mengen von Lebensmitteln lässt sich der Verpackungsaufwand in diesem Bereich auf ein Minimum reduzieren. Auch im stationären Handel sind viele Umverpackungen verschwunden. Viele Produkte werden auch offen in hygienischen Vorrichtungen angeboten. Der ökologische

> Die Transparenz der gesamten Erzeugerkette wird zum Maßstab der vorbildlichen Lebensmittelproduktion.
> **PETER WIPPERMANN**

Fußabdruck des Wertschöpfungsnetzwerks wird Teil des Markenwerts von Unternehmen. Für die Kontrolle, das Monitoring und die Kommunikation dieses Fußabdrucks beauftragen sie unabhängige Institutionen, die den Ressourcenverbrauch transparent und unbestechlich messen, kontrollieren und kommunizieren. Diese externen Partner („Trusted Third Parties") genießen das Vertrauen der Konsumenten und werden zu einem der wichtigsten Stakeholder im Unternehmensnetzwerk. Zu ihrer Aufgabe gehört auch die Kontrolle des integren Umgangs mit den Kundendaten aus den digitalen Einkaufsassistenten. Die Wahrung der vollen Kontrolle des Einzelnen über die eigene Privatsphäre wird zu einem der brennendsten gesellschaftlichen und rechtlichen Themen der Zukunft. Die Dialogbereitschaft von Unternehmen bestimmt die Beziehungsqualität zu den Verbrauchern.

Abbildung 17

DAS GEFÄLLT UND DAS GEFÄLLT NICHT AM SZENARIO
RESSOURCENSCHONENDE ERNÄHRUNG IN EINER WERTEORIENTIERTEN GESELLSCHAFT

Gesellschaft punktet, Produkte noch gewöhnungsbedürftig.

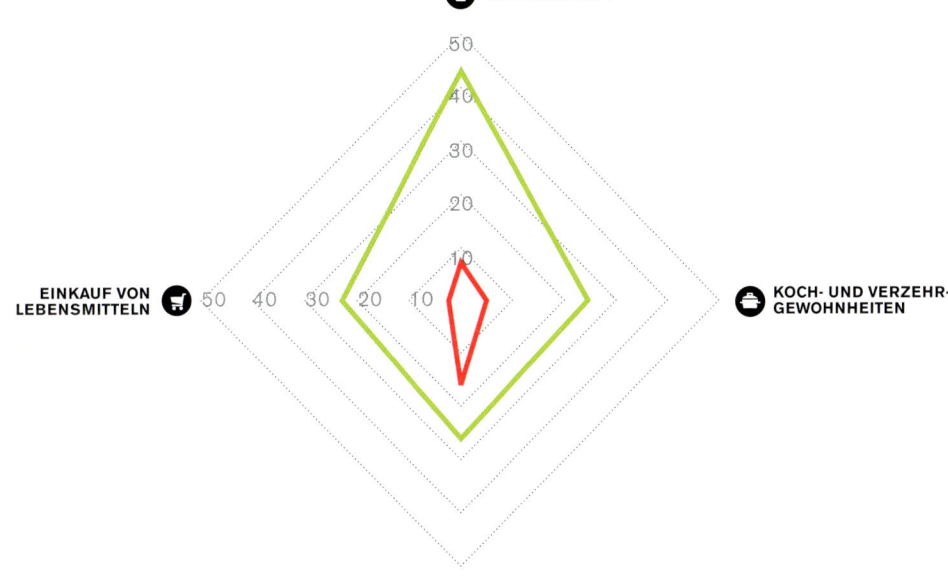

LESEBEISPIEL: Treiber: 46 % der positiven offenen Nennungen der Befragten, die dieses Szenario für das wahrscheinlichste halten, beziehen sich auf Aspekte des Themenbereichs Gesellschaft (oben). Darunter ist der Umweltschutz mit 15 % der offenen Nennungen der Spitzenreiter (unten).
Barrieren: 27 % der negativen offenen Nennungen der Befragten, die dieses Szenario für das am wenigsten wahrscheinliche halten, beziehen sich auf Aspekte des Themenbereichs Einstellung zur Ernährung (oben). Darunter sind Insekten als Nahrungsmittel mit 17 % der Spitzenreiter der negativen offenen Nennungen (unten).

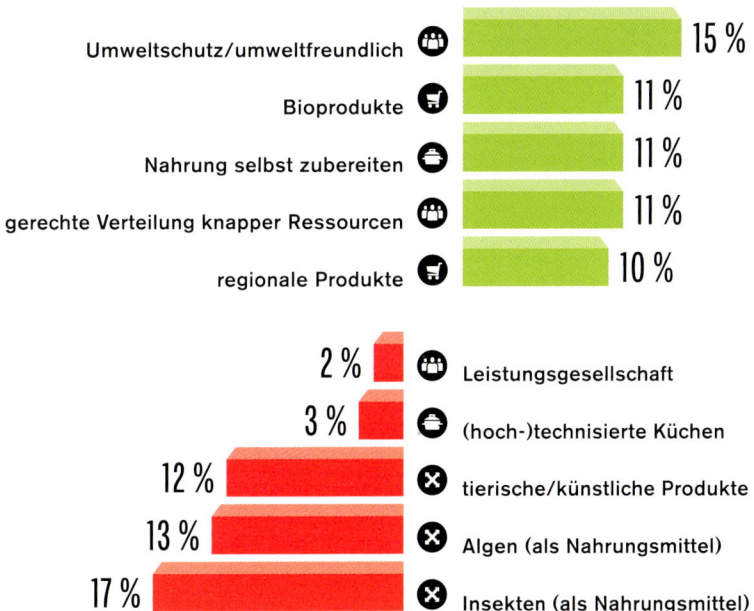

STATISTISCHE ANGABEN: in %; Basis: Szenario 1 lt. Q7 „am wahrscheinlichsten" und „am wenigsten wahrscheinlich", n=324, n=142 / Q8: Sie haben gerade dieses Szenario ausgewählt, das am wahrscheinlichsten eintreffen wird. Bitte geben Sie einmal alles an, was Ihnen an diesem Szenario besonders gefällt. / Q9: Sie haben angegeben, dass dieses Szenario am unwahrscheinlichsten eintreffen wird. Bitte geben Sie einmal alles an, was Ihnen an diesem Szenario überhaupt nicht gefällt. – Jeder Treiber/jede Barriere ist einem Themenbereich (Gesellschaft, Koch- und Verzehrgewohnheiten etc.) zugeordnet.

Was heißt das für Industrie, Handel und Out of Home?

→ **MARKENWERTE NEU DEFINIEREN.** Nicht mehr nur das Produkt selbst steht im Mittelpunkt, sondern seine gesamte Geschichte vom Acker bis zum Teller. Das bedeutet für Produzenten, Handel und Gastronomen gleichermaßen Veränderungen. Das Wertschöpfungsnetzwerk wird zum Verantwortungsnetzwerk. Shareholder und Stakeholder legen ihr Augenmerk verstärkt darauf, welche sozialen und ethischen Gewinne ein Unternehmen neben seiner Dividende anbieten kann.

→ **RESSOURCENEFFIZIENZ IN JEDEM BEREICH.** Die Öko-Bilanz von Unternehmen erfährt immer mehr Aufmerksamkeit. Es geht um Ressourceneffizienz in jedem Unternehmensbereich bzw. jedem Knoten des Wertschöpfungsnetzwerks. Das erfordert nicht nur System und Analyse, sondern vor allem auch eine enge Zusammenarbeit mit den Beteiligten vor Ort. Zero-Waste-Systeme, also geschlossene Produktions- und Verwertungskreisläufe, in denen keine Emissionen oder Abfälle anfallen, werden zum Ideal. Die eigene Stromerzeugung wird für alle zum Thema.

→ **MEHR TRANSPARENZ IN DER WERTSCHÖPFUNGSKETTE.** Unternehmen und Marken kämpfen um das Vertrauen der Konsumenten. Es muss immer wieder aufs Neue bewiesen werden. Es kommt zu einer Umkehr in der Kommunikationspolitik: Prinzipiell muss alles offengelegt und transparent gemacht werden. Was geheim bleiben soll, braucht einen guten Grund. Darüber hinaus gibt es unabhängige Testinstitute und NGOs, die die ökologische und moralische Unbedenklichkeit von Unternehmen und ihren Praktiken prüfen.

→ **REGIONAL, SAISONAL – FLEXIBEL!** Kurze Wege gewinnen. Das gilt für Kunden wie für Händler und Unternehmen. Das regionale Angebot nimmt einen größeren Anteil am Sortiment ein. Ein unterschiedliches und flexibles Angebot der einzelnen Filialen erfordert mehr Entscheidungskompetenz vor Ort. Die Kooperationen mit lokalen Zulieferern werden wichtiger. Entscheidend werden tragfähige Beziehungen mit den Stakeholdern vor Ort. Die Wertschöpfung bleibt deutlich häufiger als in der Vergangenheit in der Region, die Herkunft transparent und nachvollziehbar.

→ **AUSSAGEKRÄFTIGE, VERSTÄNDLICHE KENNZAHLEN.** Um das Bedürfnis nach Information und Transparenz der Kunden zu stillen, gilt es, sich in der Lebensmittelbranche auf einfache, aussagekräftige Kennzahlen und Labels zu einigen. Das betrifft nicht nur Kennzahlen für den Ressourcenverbrauch eines Produkts, sondern vor allem auch ethische und soziale Richtlinien. Auf der anderen Seite stellt die klare Kennzeichnung ein attraktives Alleinstellungsmerkmal für Marken dar. Frühzeitige, konstruktive Kooperationen mit anderen Unternehmen, NGOs und anderen Akteuren sichern den gemeinsamen Gestaltungsspielraum.

→ **VERMITTLUNGSARBEIT LEISTEN.** Die Ergebnisse der Studie zeigen, dass die durchschnittlichen Verbraucher von zukünftigen Lebensmitteln nicht völlig überzeugt sind. Auch wenn sie mehr Ressourceneffizienz versprechen, wecken sie bei manchen heute noch Unbehagen. Das betrifft vor allem Ältere und männliche Verbraucher *(siehe Abbildung 15)*. Hier gilt es für die Akteure der Lebensmittelbranche, auf Vermittlungsarbeit und Aufklärungsarbeit zu setzen, um eine breite Akzeptanz dieser Elemente eines ressourcenschonenden und werteorientierten Ernährungsverhaltens zu erzielen.

GABRIELA KAISER

„Kein Unternehmen kann sich der Verantwortung entziehen."

Glaubt man dem Szenario „Ressourcenschonung und Werteorientierung", werden Sinn und Werte 2030 relevanter als heute sein. Warum ist das so?
Die Umweltsünden der Vergangenheit haben zu Klimawandel und vermehrt auftretenden Naturkatastrophen geführt. Die Frage der Ressourcenverfügbarkeit wird immer dringlicher, da wir uns der Endlichkeit immer bewusster werden. Wir merken immer mehr, dass wir nicht weiter so mit den Ressourcen auf der Erde umgehen dürfen, wenn wir auch den nachfolgenden Generationen ein gutes Leben auf der Erde ermöglichen wollen. Immer mehr Menschen erkennen das und möchten wieder mehr im Einklang mit der Natur leben.

Welche Dinge vermögen Sinn zu spenden?
Das große Geldverdienen und eine steile Karriere sind für viele nicht mehr wichtig. Erfolg und Wachstum als oberstes Ziel haben ausgedient. Materieller Besitz wird immer unwichtiger und eher als Belastung angesehen. Die persönliche Lebensqualität rückt immer mehr in den Vordergrund. Wir suchen nach Liebe, Gemeinschaft, Sicherheit und Entschleunigung. Immer mehr Menschen wollen sinnvolle Tätigkeiten ausüben, die wirklichen Nutzen stiften, denn ethische und ökologische Werte nehmen an Bedeutung zu.

Wie wichtig sind Sinn und Werte für die verschiedenen Generationen?
Jede Generation wächst in anderen Lebens- und Umweltbedingungen auf, die Denken, Verhalten und Wertehaltung prägen. Die Babyboomer haben viele Jahre hart für ihren persönlichen Erfolg und materiellen Status gearbeitet. Die dies erreicht haben, sind nun in der Phase angekommen, in der ihnen Gesundheit, Kultur und Lebensqualität wichtiger geworden sind als materieller Besitz. Die Generation Y hingegen ist im Überfluss ohne materiellen Mangel aufgewachsen; materielle Güter üben deshalb keinen Reiz auf sie aus. Autonomie und Selbstbestimmung ist ihnen wichtig. Sie haben ein starkes soziales Gewissen und suchen einen Sinn im Leben. Sie sehnen sich nach Wertschätzung, die mit materiellem Besitz und Status nicht auszudrücken ist.

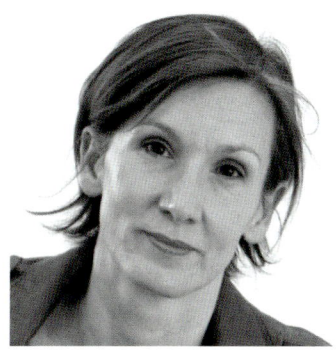

Gabriela Kaiser ist Trendforscherin und lehrte u. a. vier Jahre Strategie- und Trendforschung an der Technischen Hochschule Nürnberg.

Was bedeuten diese Entwicklungen für Unternehmen und Marken?

Kein Unternehmen betreibt sein Geschäft isoliert, sondern steht immer im gesamtgesellschaftlichen Zusammenhang. Heute kann sich kein Unternehmen mehr der ökologischen und sozialen Verantwortung entziehen, denn bei der Kaufentscheidung von Konsumenten spielen nicht mehr nur die Produkte oder die Marke XY eine Rolle - das Gesamtbild des Unternehmens muss passen. Da Kunden sich heute oftmals online über ein Produkt oder eine Marke informieren, werden leere Worthülsen und kurzfristige Marketingstrategien schneller entlarvt und dies auch medial verbreitet. Nur Unternehmen, die ernsthafte „Corporate Responsibility" betreiben, werden auch in Zukunft erfolgreich sein.

Welchen Stellenwert haben in dieser Entwicklung digitale Technologien?

Es wird in unserer Welt voller Möglichkeiten und mit ihrer unüberschaubaren Anzahl an Produkten immer komplexer und zeitintensiver, den Markt transparent zu machen und das für sich richtige Produkt zu finden. Digitale Technologien sind schon jetzt an jedem Ort zu jeder Zeit auf sehr einfache Art und Weise praktische Helfer und werden in Zukunft noch stärker als Ratgeber und Entscheidungshilfe bei der Produktauswahl genutzt werden, um die eigenen individuellen Bedürfnisse optimal befriedigen zu können.

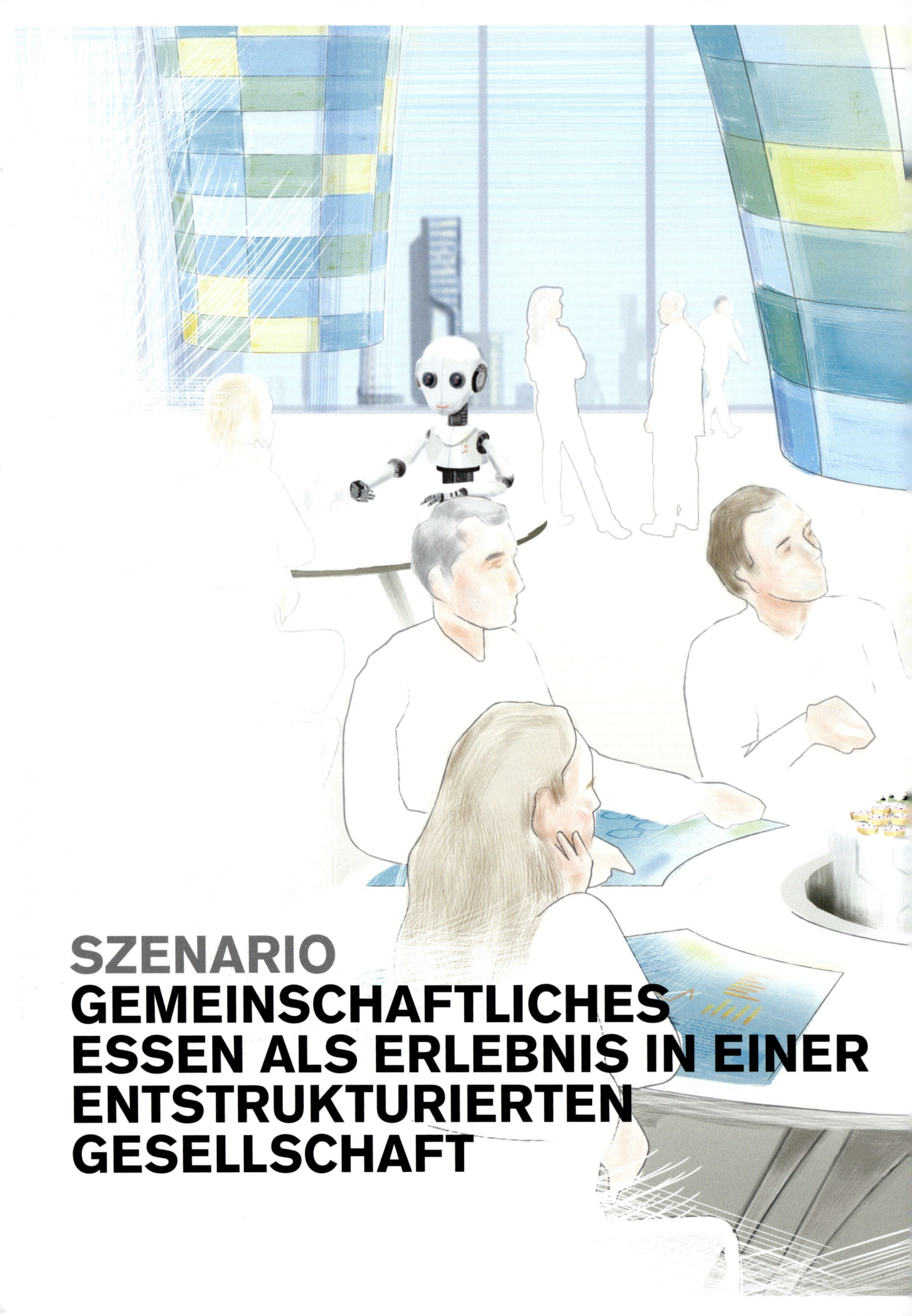

SZENARIO
GEMEINSCHAFTLICHES ESSEN ALS ERLEBNIS IN EINER ENTSTRUKTURIERTEN GESELLSCHAFT

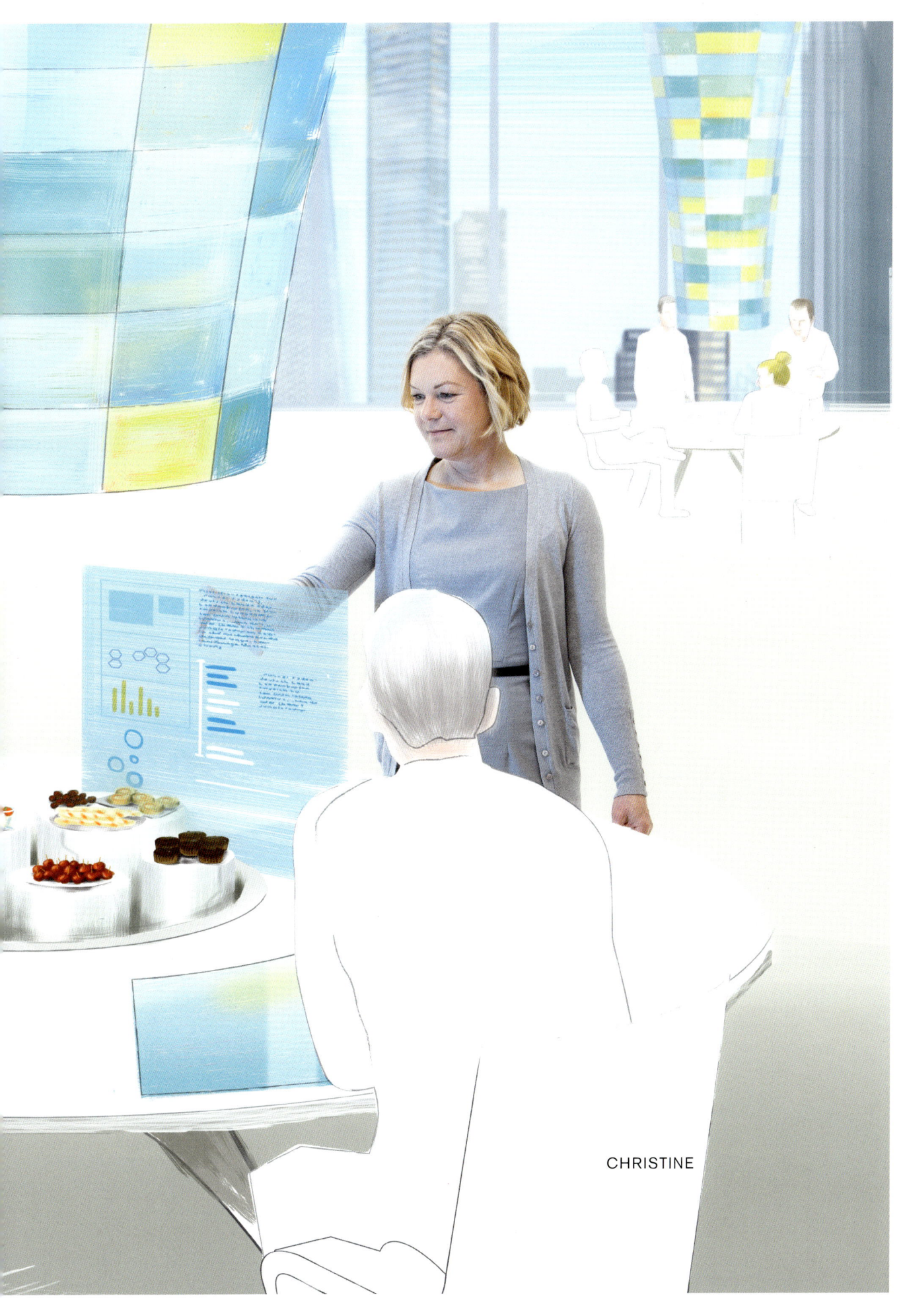
CHRISTINE

In Zukunft essen wir gemeinsam.

Nicht oft, aber umso mehr werden wir diese Gelegenheiten schätzen. Routinen und Vorgaben gehören der Vergangenheit an. Alles ist möglich, nichts ist fix.

Umso wertvoller werden Verbindendes und Verbindliches, wie die Verabredung zu einer gemeinsamen Mahlzeit.

**Dieser Blick in die Zukunft erscheint der Mehrheit der Deutschen realistisch:
Über die Hälfte bewertet das Szenario als realistisch.
Für 62 % stellt es seinen Fortschritt dar.
Es ist das Szenario, das auf die meiste Gegenliebe der Deutschen stößt: 53 % der Befragten gefällt es – das ist der höchste Wert aller Szenarien.** (SIEHE ABBILDUNG 18)

SUNBUL DUBUNI

„Alleine essen macht keinen Spaß!"

Warum macht es so einen Unterschied, ob man alleine, mit jemand anderem oder in einer Gruppe isst?

Alleine essen macht keinen Spaß! In Gemeinschaft zu essen ist tief in der gesamtmenschlichen Kultur verankert. Durch den oder die anderen Mitmenschen nehmen wir uns selbst wie durch einen Spiegel wahr und können so auch stärker Genuss erleben. Die gemeinschaftliche Nahrungsaufnahme ist – gerade auch durch verschiedene Anlässe – identitätsstiftend, sowohl für den Einzelnen als auch für die Gemeinschaft. Essen ist nicht nur Ausdruck einer kulturellen Zugehörigkeit, sondern zugleich ein starkes Kommunikationsmittel in das soziale Umfeld, zum Beispiel bezüglich des eigenen Status oder des Zelebrierens eines besonderen Ereignisses.

Welche Faktoren sind wichtig für ein gelungenes Mahl in der Gemeinschaft?

In einer Familie oder im Freundeskreis kann eine gemeinsame Mahlzeit als Bindeglied aller Anwesenden erlebt werden. Sie zelebriert den Lebensstil der Gemeinschaft und deren Werte. Bei einem gelungenen Mahl wird dieses Lebensgefühl beantwortet beziehungsweise getroffen. Mit den passenden Lebensmitteln, der richtigen Qualität, der adäquaten Präsentation und vor allem einer wertschätzenden Geschichte kann die Mahlzeit zu einem Glücksmoment werden.

Und welche Dinge braucht ein gelungenes Essen allein?

Die Anforderungen an ein Essen allein sind im Grunde ähnlich. Auch der allein essende Konsument möchte in seinem Lebensstil und seiner Werteauffassung getroffen werden. In dieser Situation spielt das Sich-selbst-Verwöhnen eine Rolle, daher wird hier großer Wert auf den Wohlgeschmack und die besondere Präsentation gelegt.

Wann haben wir in Zukunft überhaupt Gelegenheit, gemeinsam mit anderen zu essen?

Die Mahlzeitenstruktur im Alltag hat sich in den vergangenen Jahren dramatisch verändert. Wurde der Tag früher durch die regelmäßigen Hauptmahlzeiten eingeteilt, so bestimmt unser mobiles Arbeitsleben, wann, wo und vor allem mit wem wir essen. Darüber hinaus gab es noch nie so viele Einzelhaus-

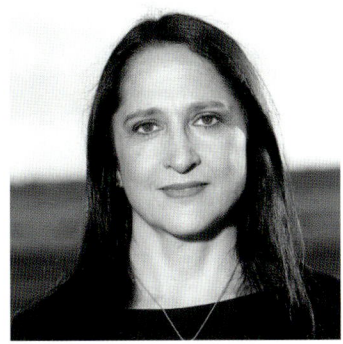

Sunbul Dubuni ist Trend- und Innovationsexpertin und arbeitet für LSG Sky Chefs.

halte wie heute. Der vielfach durch Snacking bestimmte Alltag hat oft gar keinen Platz für ein Gegenüber zur gemeinsamen Mahlzeit. Die Sehnsucht nach einem Gemeinschaftsgefühl wird auch künftig Bestand haben. Es gilt, familiäre und freundschaftliche Beziehungen über gemeinsame Mahlzeiten zu stärken. Das gemeinsame Essen wird immer weniger im Alltag zu finden sein, sondern in der freien Zeit, als „Event" geplant und zelebriert. Dabei wird das Essengehen immer mehr zur Normalität und die Einladung zum Essen in ein privates Umfeld zur Besonderheit.

Im Szenario „Gemeinschaftliches Essen als Erlebnis in einer entstrukturierten Gesellschaft" erlangen gemeinschaftliche Mittagstische u. Ä. Popularität. Werden wir zukünftig auch offener für Fremde?

Der Wunsch nach einem Essen in Gemeinschaft birgt auch die Neugier darauf, was andere Menschen gerne essen. Dies können Personen aus der Familie, aus dem Freundes- und Kollegenkreis oder auch Fremde sein. In jedem Fall wird man sich Menschen anschließen, die ähnliche Interessen teilen. Durch digitale Kommunikation kann ein gemeinsames Essen schnell und interessengerecht organisiert werden. Diverse Netzwerke gründen klubähnliche Organisationen, die für bestimmte Lebensstile entsprechende Angebote entwickeln. In diesem Rahmen definiert sich „Fremd- oder Vertrautsein" nicht über Bekanntheit, sondern über ähnliche Lebensstile und gleich gelagerte Werte.

In welcher Welt leben wir?
Vernetzt, aber nicht verbunden.

2030 gibt es kein "online" oder "offline" mehr. Jeder Einzelne ist Teil des Internet of Things, in dem nicht nur Computer, sondern jedes Ding sowie persönliche Geräte vernetzt sind. Nicht nur technisch ist fast alles möglich. Auch im Hinblick auf den eigenen Lebensentwurf gibt es keine Vorgaben mehr. Das resultiert in einer großen Vielfalt von Lebensstilen. Vor diesem Hintergrund erhalten Begegnungen und Beziehungen im analogen Raum sowie verbindende Interessen einen höheren Stellenwert als früher. Gemeinschaften rücken in den Fokus einer fragmentierten digitalen Gesellschaft.

ONLINE/OFFLINE IST VERGANGENHEIT.

Der Anfang des 21. Jahrhunderts war geprägt von der digitalen Revolution und dem Internet. Freiheit und Selbstbestimmung des späten 20. Jahrhunderts paarten sich mit den scheinbar unbegrenzten Möglichkeiten einer global vernetzten Welt. Das Smartphone wurde zum zentralen Multifunktions-Tool für den modernen Menschen, um sein Leben jeden Tag ad hoc zu organisieren. Die Faszination über Schnelligkeit, Effizienz und Effektivität der draht- und grenzenlosen Kommunikation war auf einem Höhepunkt. 2030 ist das Internet der Dinge Realität. Es gibt kein „online" und „offline" mehr. Alles ist eins. Jeder Einzelne ist ein Knoten in einem jedes Ding umspannenden Netzwerk. Je stärker der Einzelne in das digitale Netzwerk eingebunden ist, desto höher ist die Wertschätzung für analoge Ansätze der Kommunikation: sich von Angesicht zu Angesicht treffen, miteinander etwas unternehmen, miteinander essen.

BEZIEHUNGSQUALITÄT BESTIMMT LEBENSQUALITÄT.

2030 haben die Deutschen ein entspanntes Verhältnis sowohl zur digitalen als auch zur analogen Kommunikation. Aufgaben und Prozesse online zu bewerkstelligen ist im Alltag der Standard. Dass Software und Geräte auf die Daten des Menschen jederzeit und automatisch zugreifen, ist selbstverständlich, praktisch und frei von jedem Schrecken. Menschliche Verbindungen von Angesicht zu Angesicht haben einen neuen Stellenwert erlangt. Gemeinsame Treffen und Unternehmungen erlauben eine einzigartige Beziehungs- und Erlebnisqualität. Man hört, sieht, spürt und fühlt einander. Auf Mimik und Gestik kann spontan reagiert werden. Was neu ist: Viele Beziehungen im realen Raum werden durch digitale Tools ermöglicht und bereichert. Gemeinsame Interessen, Angebot und Nachfrage werden hocheffizient durch Algorithmen organisiert. Das Prinzip des kollaborativen Konsums – des Teilens und gemeinsamen Nutzens von immateriellen und materiellen Gütern – konnte sich dadurch im Mainstream etablieren. Ein weiterer entscheidender Treiber für diese Co-Kultur ist die wirtschaftliche Notwendigkeit für einen großen Teil der Bevölkerung: Steigende Preise, stagnierende Löhne und die Polarisierung des Wohlstands machen das Prinzip „Besitz" für die Mehrzahl der Deutschen unleistbar. Das optimale Nutzen knapper Ressourcen führt zu einem Verhalten, in dem Teilen kein Akt der Nächstenliebe ist, sondern rationaler gesellschaftlicher Standard. Dieser Aspekt veranlasst die befragten deutschen Verbraucher auch zu Kritik: Für 9 % der Befragten, die dieses Szenario für das unwahrscheinlichste halten, hat die Gemeinschaft in diesem Szenario einen zwanghaften Charakter *(siehe Abbildung 21)*.

COMMUNITIES STATT FAMILIEN.

Die Familie hat gesamtgesellschaftlich an Bedeutung verloren. Kinder zu haben ist nur ein möglicher Lebensentwurf unter vielen gleichwertig sozial anerkannten. Funktionen, die ganz früher die Großfamilie oder später staatliche Institutionen übernommen haben, organisieren sich lokale Communities vielerorts selbst. Nachbarn und in der Nähe lebende Freunde

> Eine gemeinsame Mahlzeit zelebriert den Lebensstil der Gemeinschaft und deren Werte. **SUNBUL DUBUNI**

haben nun den gleichen Status wie früher der „Clan". Gegenseitige Unterstützung, aber auch soziale Kontrolle findet in diesen Gruppen statt. Solche Gruppen finden sich naturgemäß am besten über gemeinsame Interessen, Bedürfnisse oder Einstellungen. 2030 muss sich der Einzelne nicht mehr zwischen zufälligen Bekanntschaften vor Ort oder gleichgesinnte, aber relativ anonyme Kontakte im Internet entscheiden. Smarte Tools bringen ähnliche Interessen in der Nachbarschaft zusammen.

STADTTEILE ALS GEMEINSCHAFTLICHE RÄUME.

Das Streben nach lokalen Verbindungen prägt auch das Stadtbild 2030. Früher entfloh man der sozialen Kontrolle und Enge des Dorfs auf dem Land; die Anonymität der Großstadt verhieß Freiheit. 2030 sind Toleranz und Offenheit gegenüber unterschiedlichsten Lifestyles selbstverständlich. Die Kehrseite ist, dass man in der Fülle und Beliebigkeit nach Verbindlichkeit, Überschaubarkeit und Geborgenheit sucht. Die „Dörflichkeit" in der Stadt ist zu einem zentralen Kriterium ihrer Lebensqualität geworden. Das gilt umso mehr vor dem Hintergrund einer stetig zunehmenden Bevölkerungsdichte. Die Stadtentwicklung wird um Quartiere herum organisiert statt um Einzelhaushalte. Lebensmittelpunkt ist nicht mehr der eigene Haushalt, sondern das Stadtquartier: Gemeinschaftliche Einrichtungen wie Gärten, Leihstellen für verschiedenste Güter oder gemeinsame Küchen gehören selbstverständlich dazu. Der Anspruch, diesen Lebensraum mitzugestalten, ist enorm gestiegen. Communities erhalten neue rechtliche Formen, die sie auf Augenhöhe mit anderen Institutionen, Unternehmen und der Politik heben.

GEMEINSCHAFT GEFÄLLT.

Insgesamt schätzen die deutschen Verbraucher die gesellschaftlichen Rahmenbedingungen, die in diesem Szenario skizziert werden. Auf die offene Frage, was an dieser Zukunftsperspektive besonders gefällt, antwortete über die Hälfte der Befragten, die sie als das wahrscheinlichste Szenario einschätzen, mit Aspekten, die dem Themenkomplex „Gesellschaft" zugeordnet werden können: Am wichtigsten dafür ist der Faktor der Gemeinschaft, gefolgt vom realen Austausch mit anderen und der Möglichkeit der freien Entfaltung *(siehe Abbildung 21)*.

Abbildung 18

DAS SAGEN DIE DEUTSCHEN ZUM SZENARIO
GEMEINSCHAFTLICHES ESSEN ALS ERLEBNIS IN EINER ENTSTRUKTURIERTEN GESELLSCHAFT

Realistisch, fortschrittlich und attraktiv.

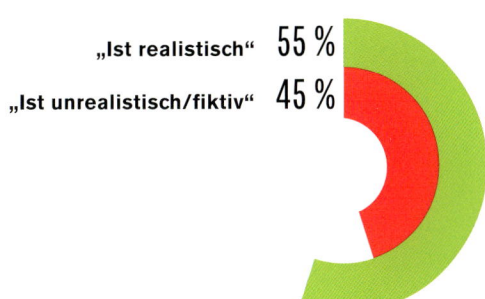
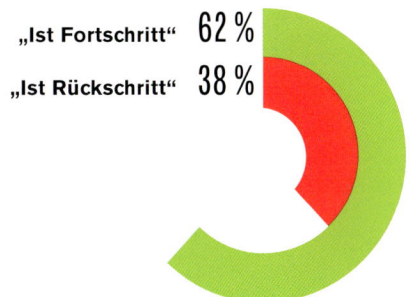
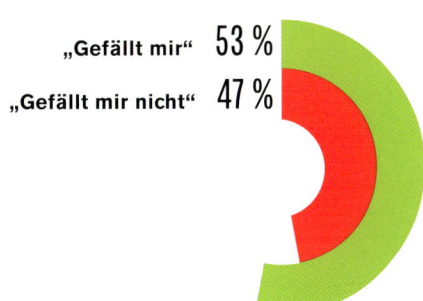
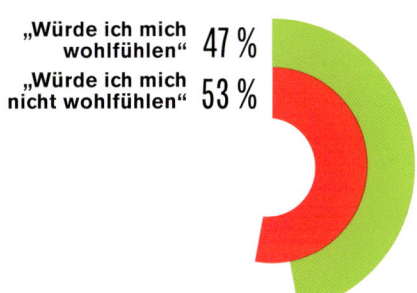
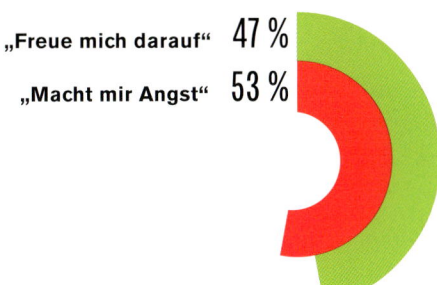

STATISTISCHE ANGABEN: in %; Basis: total n=1.029 / Q6: Bitte bewerten Sie nun das Szenario anhand der folgenden Aussagen. Bitte geben Sie mithilfe des Schiebereglers an, wie Sie das Szenario beurteilen.

Was bedeutet Ernährung für uns?
Essen als verbindendes Element.

> Essen bringt Menschen zusammen. Diese Funktion ist in der fragmentierten und vor allem virtuell vernetzten Gesellschaft von 2030 wichtiger denn je. Gemeinsam zu essen stiftet Identität, fördert den Gedanken- und Ideenaustausch, stärkt den Zusammenhalt in Gruppen, vermittelt Geborgenheit und ist überdies gesund. Eine gemeinsame Mahlzeit ist zwar nicht alltäglich, aber hoch geschätzt.

ESSEN ALS GEMEINSAMER NENNER.

Eine Mahlzeit in Gemeinschaft genießt 2030 einen besonderen Stellenwert. Essen wird 2030 mit vielen rationalen Faktoren verbunden - sei es z. B. Ressourcenschonung, Leistungssteigerung oder der effiziente Prozess des Sattwerdens. Das emotionale Erlebnis beim Essen, das über Geschmack, Funktion und Sättigung hinausgeht, wird umso wichtiger: Gemeinschaft ist Genuss und Nahrung für die Seele. In der fragmentierten Gesellschaft von 2030 brauchen Menschen einen gemeinsamen Nenner, der sie zusammenbringt. Das Essen eignet sich hervorragend dafür. In der Ernährung kulminieren die unterschiedlichsten Facetten der individuellen Identität: Vorlieben, Interessen, Lebensstil-Entscheidungen bis hin zu politischen Einstellungen. Die Ernährung hat eine hohe Ausweisqualität darüber, wer man ist bzw. sein möchte. An den Ernährungsvorlieben erkennt man, ob man auch sonst miteinander kann. Dass dies mitunter bedeutet, mit jemandem zu essen, den man bislang nicht kannte, stößt bei den deutschen Verbrauchern auf Widerstand: 5 % der Befragten, die dieses Szenario als das am wenigsten wahrscheinliche einschätzen, mögen es nicht, dass häufig in Gemeinschaften und mit Fremden gegessen wird *(siehe Abbildung 21)*.

GEMEINSAM ESSEN IST GESUND.

Gemeinsam zu essen stiftet nicht nur Identität, sondern gilt auch als regeneratives Ritual, das für Geborgenheit und emotionalen Rückhalt sorgt.

In dieser Funktion ist gemeinsam zu essen für Menschen aller sozialen Schichten relevant. Außerdem gilt: Wer gemeinsam isst, isst gesünder. In gemeinsam gekochte bzw. verzehrte Mahlzeiten wird mehr Zeit und Energie investiert. Das erlaubt wertvollere Gerichte, die bewusster, langsamer und in einer positiven Atmosphäre genossen werden – eine ganzheitliche Gesundheitsmaßnahme. Der Ernährungstyp des Gesundheitsidealisten fühlt sich besonders angesprochen: Während sich unter der deutschen Gesamtbevölkerung 12 % Gesundheitsidealisten finden, sind es unter den Anhängern dieses Szenarios 15 % *(siehe Abbildung 20)*.

SOZIALES MULTIFUNKTIONS-TOOL.

Gleichzeitig wird gemeinsam zu essen zum Merkmal sozialer Distinktion. Ähnlich wie die Fähigkeit, selbst kochen zu können, vermitteln regelmäßige gemeinsame Mahlzeiten sozialen Status. Darüber hinaus erfüllt gemeinsames Essen eine Vielfalt weiterer sozialer Funktionen: Es bringt unterschiedlichste Menschen zusammen, fördert den Austausch von Gedanken

> Die vernetzte Arbeitskultur verlangt nach mehr Kommunikation, Treffen und Bewegung.
>
> **BIRGIT GEBHARDT**

und Ideen, stärkt den Zusammenhalt von Gruppen und stiftet Identität. All diese Funktionen sind für Kommunen, Unternehmen und die Gesellschaft als Ganzes relevanter denn je. Daher ist die Bereitschaft, in angenehme Essgelegenheiten zu investieren, sehr hoch. Unternehmen schaffen Kantinen mit Wohlfühl-Atmosphäre. Städte und Bezirke fördern gemeinschaftliche Out-of-Home-Angebote. Das Essen wird als zentraler Hebel für die Gestaltung von Kommunikationskultur und sozialen Netzwerken gesehen und behandelt. Dass Essen etwas ist, was möglichst in Gemeinschaft stattfindet – diese Idee ist zentral für die Befragten, die dieses Szenario als das wahrscheinlichste angeben *(siehe Abbildung 21)*. Auf die offene Frage, was ihnen daran gefällt, antworten 30 % mit einem Aspekt, der dem Themenkomplex „Einstellung zur Ernährung" zugeordnet werden kann – Spitzenreiter dabei: das gemeinsame Essen.

GESUNDHEITSIDEALISTEN UND MASSLOSE PROFITIEREN AM MEISTEN.

Neben den Gesundheitsidealisten gefällt diese Zukunftsperspektive besonders dem Nestlé Ernährungstyp des Maßlosen *(siehe Abbildung 20)*. Während im Bevölkerungsschnitt lediglich 11 % der Deutschen den Maßlosen zugerechnet werden können, sind es unter den Befragten, denen dieses Szenario besonders gut gefällt, 17 %. Gesundheitsidealisten sind überdurchschnittlich häufig ledig und alleinlebend. Daher ist ihr Bedürfnis nach sozialem Anschluss und Zugehörigkeit besonders ausgeprägt. Maßlose hingegen sind überdurchschnittlich oft verheiratet und leben tendenziell in Haushalten mit mehr als zwei Personen. Sie sind also ans Essen in Gemeinschaft schlichtweg gewöhnt. Hinsichtlich demografischer Variablen fällt auf, dass sich insbesondere bei Älteren und Frauen Ambivalenz gegenüber diesem Szenario zeigt *(siehe Abbildung 19)*: Während im Schnitt 53 % der Befragten angeben, dass ihnen diese Zukunftsperspektive gefällt, freuen sich nur 47 % der Befragten auch tatsächlich darauf. Die Diskrepanz zwischen diesen beiden emotionalen Faktoren ist bei älteren Befragten über 60 Jahren sowie Frauen am höchsten. Mögliche Gründe dafür sind, dass Frauen sich in diesem Szenario an die traditionell geprägte Rolle als Versorgerin und Köchin erinnert fühlen – dieses Mal für eine ganze Gruppe –, während ihnen die Vorteile im Umkehrschluss nicht ähnlich bekannt sind (z. B. dass man auch oft genug von anderen bekocht wird). Für die Älteren gilt, dass sie tendenziell gleichbleibende Strukturen und Kontakte vorziehen und daher weniger aufgeschlossen gegenüber neuen Bekanntschaften sind.

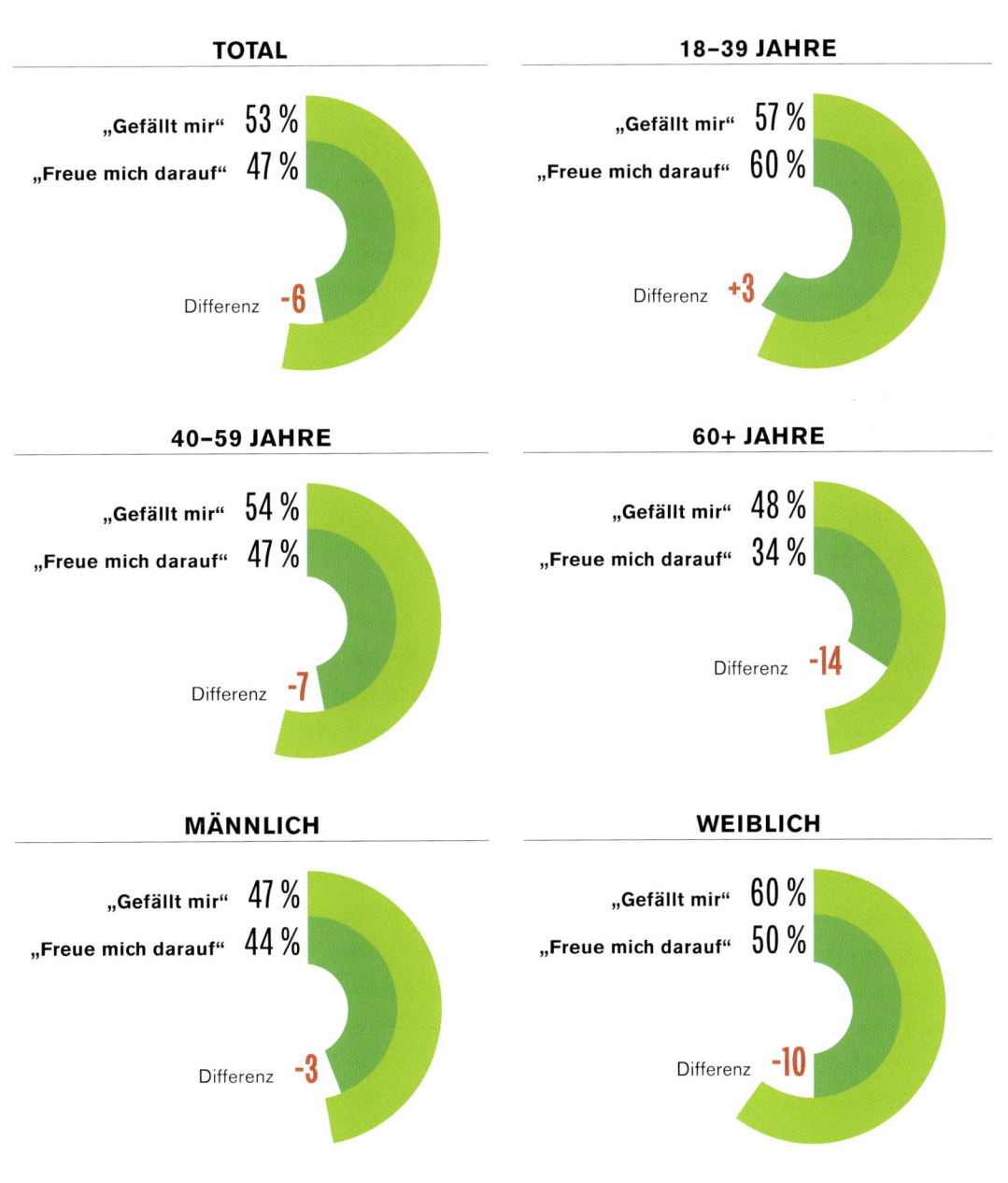

Wie essen wir?
Außer Haus, aber selbst gekocht.

> Gemeinsam zu essen findet vor allem außer Haus statt. Dort finden sich große Gemeinschaftsküchen in allen Preislagen für jede Erwartungshaltung. Diese Gemeinschaftsküchen und Kantinen sind wichtige soziale Drehscheiben in Stadt und Unternehmen.

GEMEINSAM IN DER GEMEINSCHAFTSKÜCHE.

Weil gemeinsames Essen zentral für die Lebensqualität ist, bemisst sich die Attraktivität von Städten, Stadtvierteln, aber auch Unternehmen, an ihren Möglichkeiten zu einem Mahl in Gesellschaft. Der knappe Wohnraum in der Stadt reicht nur mehr für kleine Küchen. Das ist ausreichend für das alltägliche unaufwendige Essen, aber nicht für größere gesellige Runden. Gemeinsamer Genuss findet daher oft außer Haus statt. Das entsprechende Angebot differenziert sich enorm aus – und zwar entlang der Dimensionen Gemeinschaft und Selberkochen. Gemeinsam zu kochen und zu essen ist zum Event geworden. Für diese besonderen Anlässe nutzt man Gemeinschaftsküchen. Ausgestattet mit professionellen Geräten ist die Mietküche zum alltäglichen Business in der Stadt geworden. Je nach Preislage sind auch Einkaufs-, Aufräum- und Kochservices inkludiert. Aber auch im Alltag haben solche Gemeinschaftsküchen ihren Stellenwert – dann in der Regel in einer praktischen, professionellen Ausführung als Service-Ein-

> Noch kaufe und koche ich für mich alleine. In Zukunft wird es Nachbarschaftsküchen geben, in denen ganz viele Singles zusammenkommen. **CHRISTINE**

richtung von Wohnanlagen und Stadtbezirken. Wer Lust hat, außerhalb der häuslichen Kleinstküche zu essen, trifft dort die Nachbarschaft. Jeder kocht für sich oder in kleinen Gruppen, alle essen gemeinsam. Smarte Assistenten unterstützen die Mitglieder dabei, sich mit Gleichgesinnten dazu zu organisieren. 11 % der deutschen Verbraucher, die dieses Szenario als das wahrscheinlichste einschätzen, schätzen die Idee der Gemeinschaftsküche *(siehe Abbildung 21)*. Anderseits lehnen sie ebenfalls 11 % der Befragten, die dieses Szenario für das unwahrscheinlichste halten, ab *(ebd.)*.

KÜCHEN UND KANTINEN ALS DREHSCHEIBEN.

Diese Gemeinschaftsküchen werden zu wichtigen sozialen Drehscheiben in den Stadtvierteln, Kantinen zu wesentlichen Kommunikationsdrehscheiben. Unternehmen investieren bereitwillig in ein attraktives Angebot, das zum Essen und Verweilen einlädt. Im Blick über den Tellerrand des eigenen Unternehmens schließt man sich mit anderen Organisationen zusammen. Vom resultierenden organisationsübergreifenden Austausch der Gäste profitieren alle Beteiligten. Initiativen, Kooperationen und gemeinsame Projekte beginnen oft am gemeinsamen Esstisch. Daneben entwickeln sich Gemeinschaftskantinen, in denen Communities ihr Kantinenangebot selbst organisieren: Jedes Mitglied kocht einmal alle paar Wochen. Dafür kann täglich eine warme Mahlzeit genossen werden. Der Gedanke an Kantinenkost schmeckt den deutschen Verbrauchern eher nicht: 5 % der Befragten, die dieses Szenario für das unwahrscheinlichste halten, nennen ihn als etwas, was ihnen daran nicht gefällt. Wer noch weniger Zeit hat, sucht virtuell seine Tischgesellschaft: Video-Konferenz-Tools ermöglichen ein gemeinsames Familienabendessen, auch wenn einer gerade unterwegs ist. Ganze Cliquen verabreden sich über das Netz zum Essen, um zumindest über Bildschirm einander in die Augen sehen zu können.

GROSSER ESSTISCH FÜR GROSSE BUDGETS.

Die traditionelle Version des gemeinsamen Essens – alle rund um den Tisch im eigenen Esszimmer – gehört 2030 dem Premiumsegment an. Große Gesellschaften brauchen große Küchen und viel Platz. Das können sich nur Besserverdiener leisten. Wer zu Hause eine Dinnerparty gibt, wird je nach Bedarf von Personal Shoppern, Servicepersonal und Köchen unterstützt. Im Out-of-Home-Bereich bieten Gastronomie-Anbieter handverlesene Kontakte als Tischgemeinschaft an. Basierend auf Hintergrund und Interessen, werden solche Salons sorgfältig kuratiert. Nicht die Mahlzeit, sondern die Bekanntschaften sind hier das schlagende Verkaufsargument. Die hier beschriebenen Koch- und Verzehrgewohnheiten wecken ambivalente Gefühle unter den Deutschen *(siehe Abbildung 21)*: 23 % der Befragten, die dieses Szenario für das wahrscheinlichste halten, fällt bei der offenen Frage,

> In der Gemeinschaftsküche kann ich dann auch sagen: "Wow, kommt doch auch mal zu zehnt!"
>
> **CHRISTINE**

was daran besonders gefällt, etwas Positives zu diesem Thema ein. Dazu gehört allen voran das Konzept des gemeinsamen Kochens. Bei 19 % der Befragten, die dieses Szenario für das unwahrscheinlichste halten, führt die offene Frage, was ihnen daran nicht gefällt, zu ablehnenden Kommentaren zu den beschriebenen Koch- und Essgewohnheiten. Auch hier ist die Top-Nennung das Konzept des gemeinsamen Kochens, gefolgt von gemeinschaftlichen Kantinen.

Abbildung 20

DIESEN NESTLÉ ERNÄHRUNGSTYPEN GEFÄLLT DAS SZENARIO

GEMEINSCHAFTLICHES ESSEN ALS ERLEBNIS IN EINER ENTSTRUKTURIERTEN GESELLSCHAFT

Gesundheitsidealisten und Maßlose streben am stärksten nach Gemeinschaft.

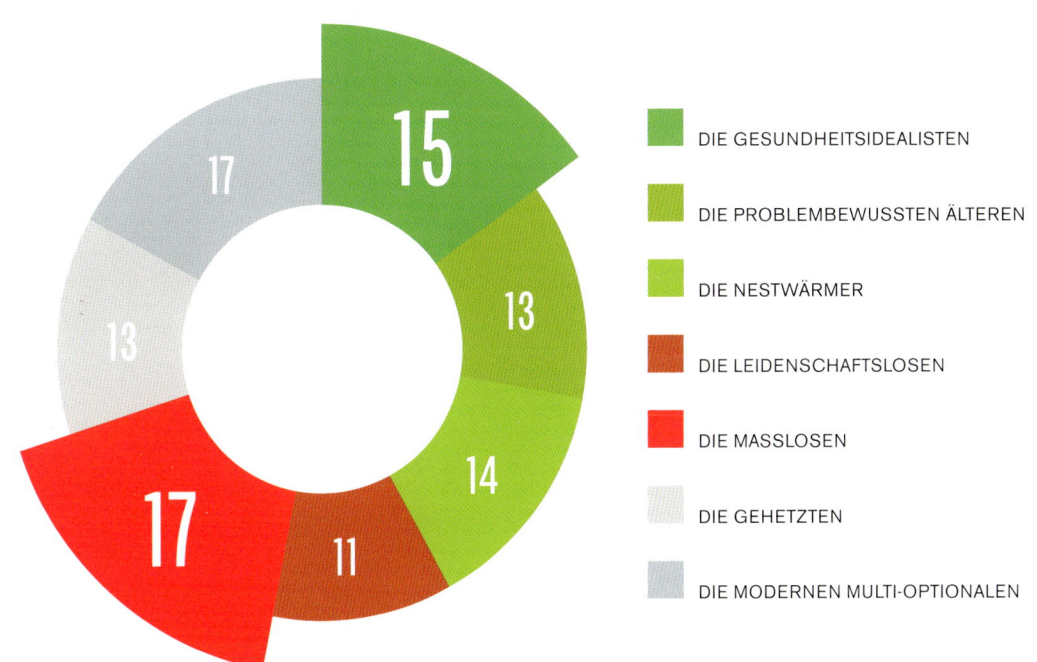

- DIE GESUNDHEITSIDEALISTEN
- DIE PROBLEMBEWUSSTEN ÄLTEREN
- DIE NESTWÄRMER
- DIE LEIDENSCHAFTSLOSEN
- DIE MASSLOSEN
- DIE GEHETZTEN
- DIE MODERNEN MULTI-OPTIONALEN

VERGLEICH ZUR GESAMTBEVÖLKERUNG

Lesebeispiel: 17 % der Befürworter des Szenarios sind Maßlose (oben). Da diese in der Gesamtbevölkerung zu 11 % vertreten sind, ist ihr Anteil bei den Befürwortern dieses Szenarios um 6 Prozentpunkte höher als in der Gesamtbevölkerung.

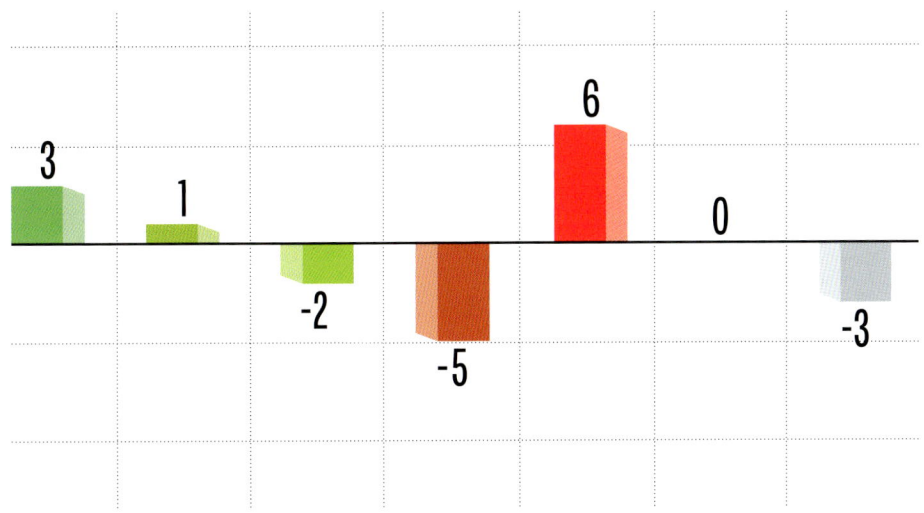

STATISTISCHE ANGABEN: in %; Basis: total n=1.029, Szenario 1 „Gefällt mir" Top 2 n=248
Q6: Bitte bewerten Sie nun das Szenario anhand der folgenden Aussagen. Bitte geben Sie mithilfe des Schiebereglers an, wie Sie das Szenario beurteilen.

Wie kaufen wir ein? Online und gemeinsam.

> Der Handel hat sich auf eine neue Zielgruppe eingestellt: Gemeinschaften. Die Praxis des gemeinsamen Kochens und Essens schlägt sich in einem veränderten Einkaufsverhalten nieder. Viele Menschen sind Mitglieder von Einkaufsgemeinschaften, die online in größeren Mengen zu günstigen Konditionen einkaufen. Über Online-Plattformen kann jeder Überschüsse, wie z.B. von der eigenen Ernte, verkaufen.

ZIELGRUPPE: COMMUNITIES.

Der Handel hat sich auf neue Zielgruppen eingestellt: Communities, Koch- und Essgemeinschaften. Was in den frühen 2000er-Jahren als Einkaufskooperativen („Food-Coops") im alternativen Milieu zu funktionieren begann, hat sich professionalisiert und etabliert. Die Communities der Stadtviertel sind häufig in Einkaufsgemeinschaften zusammengeschlossen. Digital unterstützt und vernetzt, fassen sie ihre Lebensmittelbestellungen zusammen. Die höheren Abnahmezahlen bedeuten bessere Konditionen für jeden Einzelnen. Einkaufsgemeinschaften finden sich in der Regel rund um gemeinsame Prioritäten und Werte, z. B. möglichst regional einzukaufen, möglichst abwechslungsreich oder gerne aus dem Premiumsegment. Dabei werden sie von digitalen Assistenten unterstützt. Menschen mit den gleichen Vorlieben werden zusammengebracht. Viele sind Mitglied in mehreren Einkaufsgemeinschaften.

GEMEINSAMES EINKAUFSERLEBNIS.

Wenn Essen als gemeinsames Event zelebriert wird, gehört dazu häufig auch ein gemeinsamer Einkauf. Ein Streifzug durch Märkte und Spezialgeschäfte gibt Gelegenheit zur Verkostung und zur gemeinsamen Inspiration. Kunden, die nicht so viel Zeit haben, beschäftigen Personal Shopper, die den Einkauf vorab erledigen. In den Gemeinschaftsküchen vor Ort sind die wichtigsten Basics vorhanden. Das gilt auch für die populärsten Fertigprodukte. Jeder kann spontan und ohne vorher einzukaufen in die Gemeinschaftsküche kommen. Dort werden dann einfach die konsumierten Produkte bezahlt. Auf dem Land haben sich „Ernährungscenter" entwickelt. Dort kauft man ein und hat gleichzeitig die Chance, vor Ort zu kochen und zu essen.

KONSUMIEREN IM NETZWERK.

Das gemeinschaftliche Element wird auch bei der Selbstversorgung und beim Umgang mit Überschüssen relevant *(vgl. Szenario „Ressourcenschonende Ernährung in einer werteorientierten Gesellschaft")*. Wird in den Gemeinschaftsgärten zu viel geerntet, werden die Überschüsse auf digitalen Marktplätzen angeboten. Wer eine Portion zu viel gekocht hat, gibt eine kurze Meldung über App ab. Food-Sharing-Plattformen, auf denen Überschüsse von Handel und Privaten angeboten werden oder man sich in größeren Einkaufsgemeinschaften zusammentut, werden zur neuen Bezugsquelle. Gerade für weniger kaufkräftige Schichten bietet dieses Prinzip eine kostengünstige Einkaufsmöglichkeit. Die richtige Software unterstützt die Abwicklung von der Bestellung bis zur Abrechnung und sorgt für eine faire Aufteilung der Kosten und Erlöse. Das Konfliktpotenzial in solchen Zweckgemeinschaften ist geringer geworden.

Die in diesem Abschnitt beschriebenen Einkaufsgewohnheiten wecken ambivalente Gefühle unter den deutschen Verbrauchern: 16 % der Befragten, die dieses Szenario als das unwahrscheinlichste einschätzen, nennen einen Aspekt des Einkaufs als etwas, was ihnen daran nicht gefällt. Am stärksten ist die Abneigung gegenüber der Praxis des Online-Einkaufs. Umgekehrt finden 11 % der Befragten, die dieses Zukunftsbild als das wahrscheinlichste einschätzen, das Einkaufen daran positiv *(siehe Abbildung 21)*.

Der Handel muss sich darauf
vorbereiten, dass Sharing Communities
Nutzen wichtiger als Besitz ist.
FRANK REHME

Was heißt das für Industrie, Handel und Out of Home?

→ **ZIELGRUPPE: COMMUNITIES.** Gemeinschaften werden zu neuen Zielgruppen für Industrie, Handel und Out of Home. Wer sich bei dieser Entwicklung frühzeitig als Partner bei Einkaufsgemeinschaften positionieren will, lernt schon heute Praxis, Bedürfnisse und Motivationen der Beteiligten kennen. Die Implikationen können vielfältiger Art sein: neue Packungsgrößen, eigene Kundenbindungsprogramme, Rabattschemata für Großeinkäufe, Abo-Programme für Gruppen bis hin zur Entwicklung smarter Software-Assistenten, die Einkaufsgemeinschaften helfen, sich zu organisieren.

→ **GEMEINSCHAFT ALS USP.** Der Mensch lebt nicht vom Brot allein. Sondern auch von der Gemeinschaft, in der er es isst. Für Out-of-Home-Anbieter eröffnet sich eine Möglichkeit, sich neu zu positionieren. Es kommt nicht mehr nur auf die Qualität von Essen, Service und Atmosphäre an. Das Angebot an angenehmen Mitmenschen, die den Tisch teilen, und die sorgfältige Zusammenstellung von Tischrunden erweitern das Portfolio der Gastronomie.

→ **UNTERSTÜTZUNG VON GEMEINSCHAFTEN.** Gruppen zu organisieren ist aufwendig. Digitale Technologien haben das bereits erleichtert. Dennoch gibt es noch Servicepotenziale, die ungenutzt sind: Das reicht von der interessensorientierten Vermittlung von Gleichgesinnten über die Abwicklung gruppenbasierten Einkaufens/Kochens/Essens bis hin zur Unterstützung des gemeinsamen Kochens mit Erlebnischarakter.

→ **AMBIENTE UND ATMOSPHÄRE.** Gemeinschaften wollen und sollen verweilen. Dafür ist die richtige Atmosphäre wichtig, in der man sich wohlfühlt. Sowohl arbeitsorientierte Meetings als auch entspanntere Kommunikationssettings sollen unterstützt werden. Dazu gehören bequeme Sitzgelegenheiten, die sich flexibel auf kleine oder große Runden einstellen können, aber auch das richtige Licht, ein angenehmes Raumklima, eine ansprechende ästhetische Ausstattung – und natürlich aufmerksames Servicepersonal.

Abbildung 21

DAS GEFÄLLT UND DAS GEFÄLLT NICHT AM SZENARIO
GEMEINSCHAFTLICHES ESSEN ALS ERLEBNIS IN EINER ENTSTRUKTURIERTEN GESELLSCHAFT

Gemeinschaft gefällt, aber nicht ständig.

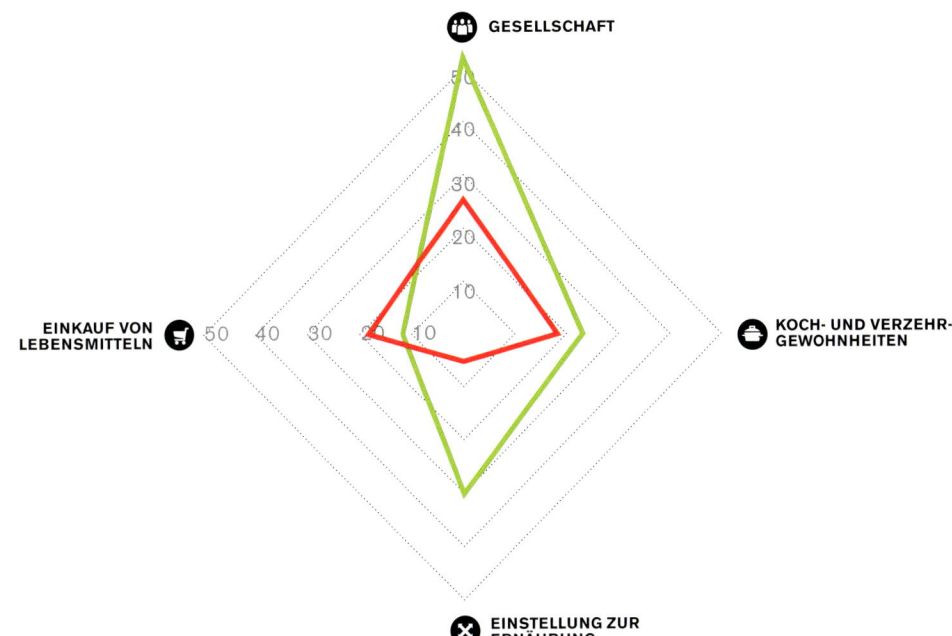

LESEBEISPIEL: Treiber: 51 % der positiven offenen Nennungen der Befragten, die dieses Szenario für das wahrscheinlichste halten, beziehen sich auf Aspekte des Themenbereichs Gesellschaft (oben). Darunter ist die Gemeinschaft mit 25 % der offenen Nennungen der Spitzenreiter (unten). Barrieren: 27 % der negativen offenen Nennungen der Befragten, die dieses Szenario für das am wenigsten wahrscheinliche halten, beziehen sich auf Aspekte des Themenbereichs Gesellschaft (oben). Der Online-Einkauf von Lebensmitteln (Themenbereich Einkauf von Lebensmitteln) ist mit 11 % der Spitzenreiter der negativen offenen Nennungen (unten).

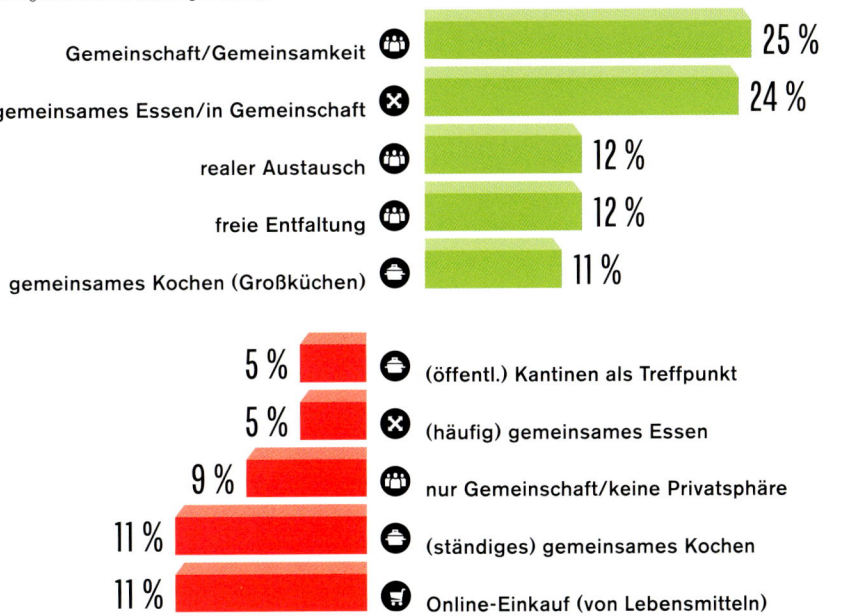

STATISTISCHE ANGABEN: in %; Basis: Szenario 2 lt. Q7 „am wahrscheinlichsten" und „am wenigsten wahrscheinlich", n=249, n=137 / Q8: Sie haben gerade dieses Szenario ausgewählt, das am wahrscheinlichsten eintreffen wird. Bitte geben Sie einmal alles an, was Ihnen an diesem Szenario besonders gefällt. / Q9: Sie haben angegeben, dass dieses Szenario am unwahrscheinlichsten eintreffen wird. Bitte geben Sie einmal alles an, was Ihnen an diesem Szenario überhaupt nicht gefällt. – Jeder Treiber/jede Barriere ist einem Themenbereich (Gesellschaft, Koch- und Verzehrgewohnheiten etc.) zugeordnet.

MEIKE WEBER

„Essen ist eine soziale Tatsache, die sich verändert."

Die Gemeinschaft ist ein wichtiges Sehnsuchtsfeld geworden. Welche Entwicklungen treiben diese Sehnsucht?

Es gibt nie nur eine Wahrheit, wie auch nie nur eine Zukunft. Globalisierung, technologischer Fortschritt und Verstädterung, Digitalisierung und Vernetzung stehen erstarkenden Werten wie Regionalismus, Individualismus und Gemeinschaft gegenüber. Die Gesellschaft hat aus vielen Gründen ihr Vertrauen in Politik und Wirtschaft verloren. Eigenverantwortung und Selbstbestimmung, Partizipation und Gemeinschaft generieren heute Sicherheit und Stabilität. Demografischer Wandel und Migration und die damit verbundene Gefahr der Vereinsamung und die Belastung der Volkswirtschaft fördern diese Entwicklung. Integration ist die große Herausforderung für unsere Gesellschaft. Die Formen der Gemeinschaft sind dabei vielfältig. Familie und Nachbarschaften werden neu definiert und um selbst gewählte Gemeinschaftsformen ergänzt. Statt um exklusive, einengende Bindungen geht es um parallele Zugehörigkeiten mit Handlungsspielraum. Die Gemeinschaft und der faire Umgang mit Menschen und der Natur wird zur Gegenbewegung zum nicht steuerbaren technischen Fortschritt. Wobei man sich nicht zwischen beiden entscheiden muss. Das Netz erweitert das Nest um eine neue Lebenswelt. Neue Gemeinschaftsformen brauchen neue Räume.

Welche Auswirkungen hat das darauf, wie wir in Zukunft wohnen werden?
Wohnung, Gebäude und Quartier müssen für die unterschiedlichen parallelen Gemeinschaftsformen adäquaten Raum bieten. Der Ort, an dem wir leben, ist die Stadt. Mangelnde Flächenressourcen und damit verbundene Kostenexplosionen erfordern jedoch neue Wohn-, Lebens- und Finanzierungskonzepte. So kommt es zu einem Wiedererstarken von Genossenschaften und Baugruppen. Zugang ist wichtiger als Besitz. Autonomie und Nachbarschaften treten vor Sicherheit in größeren Systemen. Die Menschen in den Städten haben erkannt, dass es für sie einfacher und letztlich auch bezahlbarer ist, nicht nur den Pkw für verschiedene Nutzungen zu teilen. Erste Wohnkonzepte reagieren auf diese Trends und bieten verschiedene Formen von Sharingflächen an. Ob auf der Ebene der Wohnung, des Gebäudes oder auch des Stadtquartiers

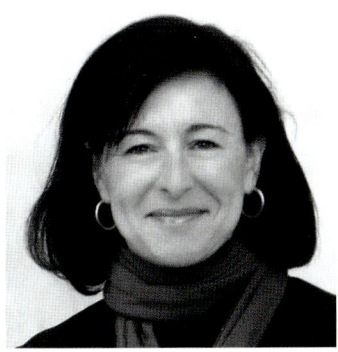

Meike Weber ist Kulturmanagerin, Architektin und lehrt zum Thema Zukunft des Bauens u. a. an der HAWK Hildesheim.

– die neue Gesellschaftskultur fordert eine neue Wohn-, Stadt- und Planungskultur. Es geht um Partizipation statt Starautorenschaft, um invasive Eingriffe in den Stadtkörper statt um die große architektonische Geste. Eine Art Urbanismus von unten. Die autogerechte Stadt der Nachkriegszeit weicht einem differenzierten, lebendigen Stadtbild als Spiegel der Gesellschaft aus Vielfalt, Nutzungsmischung und Shared Spaces.

Welche anderen Entwicklungen werden die Städte der Zukunft prägen?
Bereits in weniger als 20 Jahren werden mehr als zwei Drittel aller Menschen in Städten leben. Diese riesigen Strukturen müssen über eine äußerst effiziente Stadtlogistik verfügen. Die Städte der Zukunft werden sich dort befinden, wo die Grundversorgung der Bewohner garantiert werden kann. Die Bedeutung der Region als Versorger der Stadt wird wieder deutlich steigen, als Lieferant für Nahrungsmittel, erneuerbare Energien und Baustoffe. Ohne die Vernetzung von sozialer Stadt und Land geht es in Zukunft nicht. Die Gärten und die Landwirtschaft suchen sich ihre Wege zurück in die Städte, sei es auf Balkonen, Dachterrassen oder Straßeninseln. Eine Lösung für alle Menschen bieten die bisher vorhandenen Einzelansätze leider noch nicht. Unabhängig von Einzelansätzen und Konzeptstudien wie der Algenfassade im Rahmen der IBA Hamburg werden die Themen „gesundes Essen", „ethischer Konsum" und „personalisierte Ernährung" Einfluss haben darauf, wie wir in Zukunft essen werden. Grundsätzlich gilt: Essen und Wohnen sind wie Gebäude und Städte soziale Tatsachen, die sich im Zuge gesellschaftlicher Veränderungen wandeln.

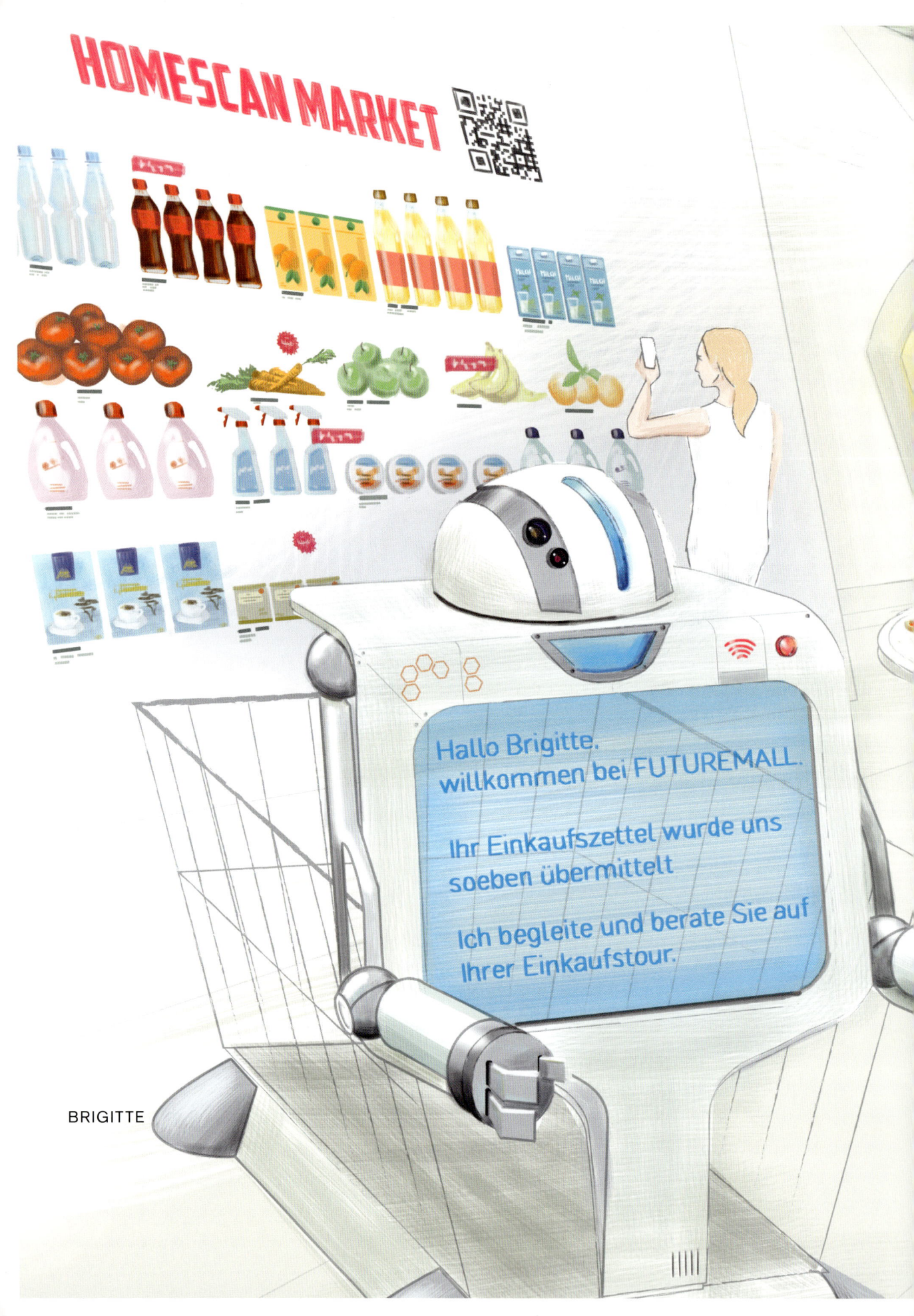

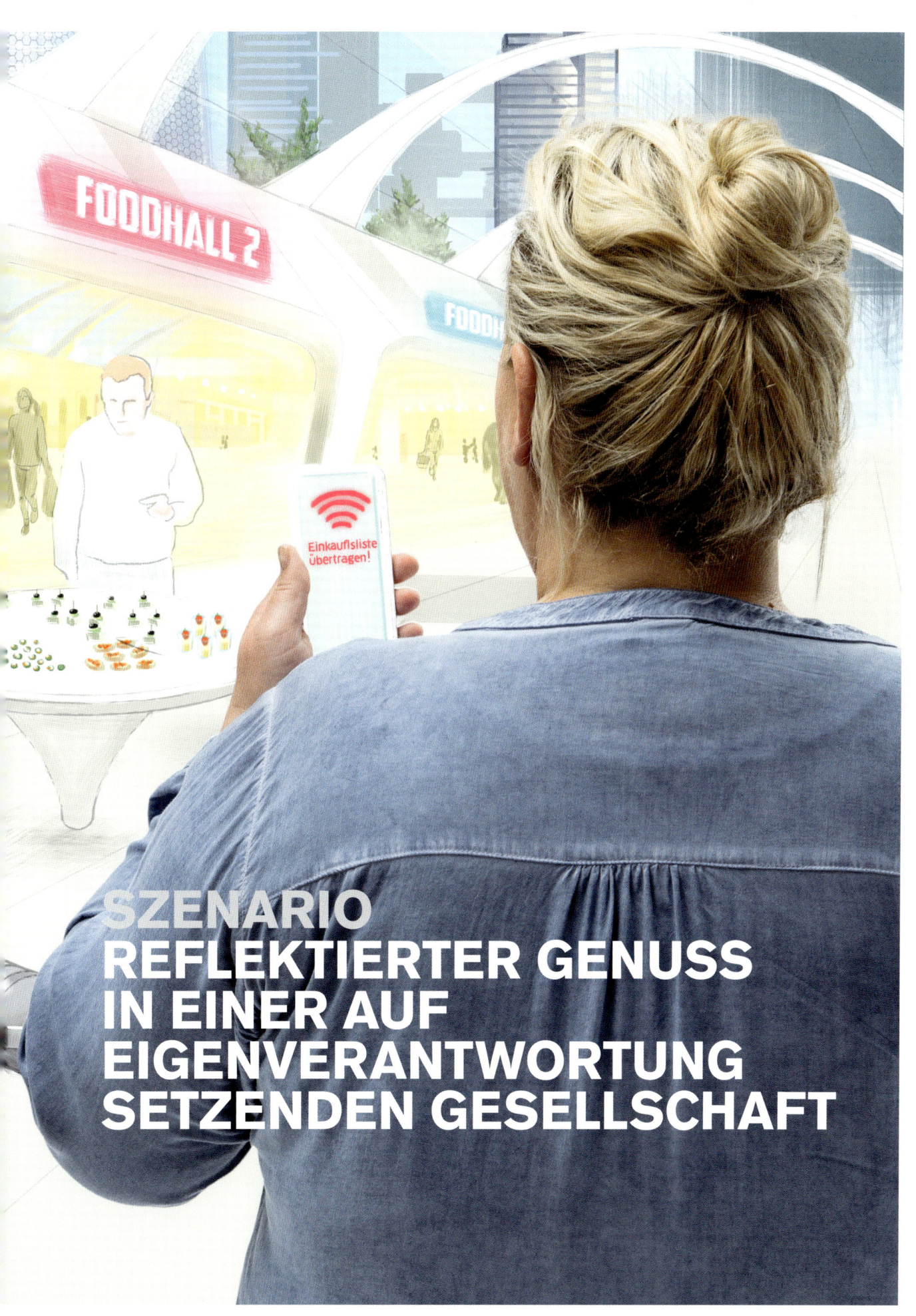

SZENARIO
REFLEKTIERTER GENUSS IN EINER AUF EIGENVERANTWORTUNG SETZENDEN GESELLSCHAFT

Die Zukunft ist gesund.

2030 leben wir in einem höheren Bewusstsein für das Wohlbefinden unseres Körpers und unserer Seele.

Die Ernährung ist ein zentraler Schlüssel dafür: Hocheffektive Wirkstoffe gehören ebenso dazu wie der Genuss.

Die Grenzen zwischen Arzneien und Nahrungsmitteln haben sich aufgelöst. Supermärkte werden zu Gesundheitsmärkten. Digitale Ernährungsassistenten leiten zu den optimalen Mahlzeiten an.

57 % der Befragten halten dieses Szenario für realistisch, 62 % sehen darin einen Fortschritt. (SIEHE ABBILDUNG 22)

PETER WIPPERMANN

„Unbekannten Risiken begegnet man am besten so fit wie möglich."

Herr Professor Wippermann, eines Ihrer wichtigen Themen ist die Orientierung unternehmerischer Entscheidungen an Werten. Warum werden Werte wichtiger?

Werte organisieren die kulturelle Konnektivität in der Netzgesellschaft. Sie schaffen Interesse, Beziehungen und Kontinuität. Während die digitale Vernetzung die technologische Infrastruktur stellt, bieten Werte die Verknüpfung von individuellen und kollektiven Sinnzuschreibungen. Werte sind konstitutive Elemente von Gemeinschaften. Da Selbstverpflichtung wichtiger wird als Pflichterfüllung, gewinnen individuelle Werte an Bedeutung. Die Institutionen verlieren mit ihren moralischen Prinzipien an gesellschaftlichem Einfluss. Subjektive Werte lösen die preußischen Tugenden als Bindungskraft ab. Werte kann man durch Algorithmen im Internet qualitativ und quantitativ erforschen und den Wertewandel der Netzgesellschaft analysieren. So erhält man Antworten, ohne Fragen zu stellen.

Wie entwickelt sich dabei der Wert „Gesundheit"?

Gesundheit bedeutet nicht mehr die Abwesenheit von Krankheit, sondern ist die Voraussetzung für eine gute Lebensqualität. Es ist nicht ganz überraschend, dass „Gesundheit" zum ersten Mal auf Platz eins des Werte-Index 2014 (Trendbüro/TNS) steht und den Wert „Freiheit" auf den zweiten Rang verwiesen hat. Bei wachsendem Selbstmanagement ist Freiheit ohne Gesundheit für die Mehrheit nicht mehr vorstellbar. Eine sich schnell wandelnde Gesellschaft verlangt dem Einzelnen viel ab. Unbekannten Risiken aber begegnet man am besten so fit wie möglich. Der Körper wird zum Eigenkapital. Die Art und Weise der Lebensführung hat sich verändert. Nicht allein materielle Dinge sind erstrebenswert, sondern Jugendlichkeit, die lebenslange physische und mentale Fitness. Unser Lifestyle wird zum Healthstyle.

Welche Implikationen haben diese Entwicklungen für unsere Ernährung?

Unser Verhältnis zur Ernährung hat sich bereits gravierend verändert. Waren gestern Genuss und Quantität noch entscheidend, so sind schon heute die Sehnsuchtsfelder Gesundheit und Qualität kennzeichnend für gutes Essen. Besonders deutlich wird es im Verzehr von Fleisch. Die Steigerungs-

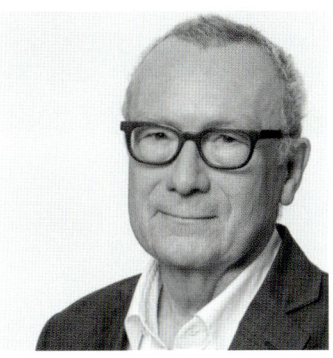

Peter Wippermann ist Trendforscher, Autor, Keynote-Speaker und Gründer von Trendbüro.

logik des Wohlstandes nach dem Zweiten Weltkrieg kann man leicht an der Konjunktur von Hühnchen und der anschließenden Popularität von Steaks dokumentieren. Heute sind vor allem die Produktion von Fleisch, das Tierwohl, die Auswirkungen von Antibiotika auf die eigene Gesundheit und das Thema Umwelt und Welternährung bestimmend für den Fleischkonsum. Werte wie Gesundheit, Gemeinschaft, Gerechtigkeit und Nachhaltigkeit sind hier sinnstiftend.

Wie können Unternehmen des Food-Bereichs auf diese Entwicklungen adäquat reagieren?

Die Transparenz der gesamten Erzeugerkette wird zum Maßstab der vorbildlichen Lebensmittelproduktion. Daran wird gearbeitet. Die schwarzen Schafe der Ernährungswirtschaft in den Branchen Landwirtschaft, Lebensmittelproduktion und Handel zu isolieren und zu bekämpfen ist wirtschaftlich mehr als sinnvoll. Teile der meist jüngeren Konsumenten reagieren auf Lebensmittelskandale nicht mehr mit Protesten, sondern mit einer Exit-Strategie: Sie ändern ihr Ernährungsverhalten radikal. Die kleine, aber schnell wachsende Gruppe der Veganer macht diese Entwicklung deutlich. Hier hat die fleischverarbeitende Industrie schon reagiert und stellt nun auch Produkte für die vegane Lebens- und Ernährungsweise her. Es ist absehbar, dass subjektive Werte den Markt der Lebensmittel zukünftig massiv verändern werden.

Wie leben wir?
Eigenverantwortlich gesund.

In einer immer älter werdenden, vollkommen digital vernetzten Leistungsgesellschaft rückt ein gesunder, jugendlicher und fitter Körper ins Zentrum der Aufmerksamkeit. Gleichzeitig hat der demografische Wandel – mehr Ältere, weniger Kinder – das Gesundheitssystem an seine Grenzen gebracht. Medizinischer und technischer Fortschritt erweitern das Spektrum der Vorsorgemöglichkeiten. Das resultiert in einer höheren individuellen Verantwortung für die eigene Gesundheit, die vom Einzelnen bereitwillig übernommen wird. Diese Rahmenbedingungen stoßen auf eine geteilte Meinung unter den Verbrauchern: Jeweils rund ein Drittel der Befragten, die dieses Szenario für das wahrscheinlichste bzw. unwahrscheinlichste erachten, äußern sich dazu positiv bzw. negativ.

GESUNDHEIT ALS HÖCHSTES GUT.

Die höhere Lebenserwartung von Generationen mit immer weniger Kindern treibt die Kosten des Gesundheitssystems in die Höhe. Aber das immer längere Leben ist nur dann erstrebenswert, wenn es auch selbstbestimmt ist. Gleichzeitig nehmen Zivilisationskrankheiten wie Diabetes und Alzheimer zu. Die Abnahme physischer Arbeit in der Wissensgesellschaft und die Virtualisierung unserer Lebenswelt verleihen der Körperlichkeit und dem Sich-selbst-Spüren eine neue Attraktivität. Die eigene Gesundheit erlangt in Leben und Alltag des Einzelnen allerhöchste Priorität. Sie ist nicht alleine eine Frage eines glücklichen Schicksals, sondern auch der persönlichen Bemühungen.

VORSORGE STATT HEILUNG.

Der Markt der Gesundheitsvorsorge ist explodiert und hat nichts mit den krankheitsbezogenen Heilangeboten des späten 20. Jahrhunderts zu tun. Fortschritte in der Medizin ermöglichen in der Prävention neuartige und intensivere Möglichkeiten. Die Sequenzierung des Genoms erlaubt eine Prognose über die Auftrittswahrscheinlichkeit bestimmter Krankheiten, die lange vor ihrem Ausbruch erkannt und effektiv bekämpft werden können – dank personalisierter, individuell optimierter Medikationen und Therapien. Die Telemedizin, bei der Untersuchungen fernanwesend über Videosysteme durchgeführt werden, ist eine weitere tragende Stütze des Gesundheitswesens 2030. Persönliche Arzttermine und -besuche werden seltener notwendig. Als Ansprechpartner in Sachen Gesundheit stehen nicht nur Ärzte, sondern auch Coaches, Ernährungsberater und Trainer im Mittelpunkt. Körperdaten werden über den Zugriff auf das persönliche Datenprofil („Quantified Self") übermittelt. Einfache Checks, wie z. B. Blutabnahmen, führt der Patient selbst zu Hause durch.

KRANKENVERSICHERUNGEN ALS EARLY ADOPTERS.

Die Krankenversicherungen haben die neuen Möglichkeiten frühzeitig und zügig in ihre Geschäftsmodelle implementiert, erlauben sie doch enorme Kosteneinsparungen. Früherkennung wird wesentlich konsequenter forciert und führt zu weniger chronischen Krankheiten, die die Kosten für die Versicherungen nach oben treiben würden. Ein Bonus/Malus-System bietet attraktive Prämien und Boni, wenn sich Einzelne zu mehr Kontrolle und gesünderem Verhalten verpflichten. Versicherungsverträge sind wesentlich individueller gestaltet und flexibler, was Leistungen und Prämien betrifft. Über das Quantified Self weiß die Versicherung genau, wer sich wie verhält. Das Tarifsystem ist treffsicherer.

COACH STATT COUCH.

Leistung und Funktionstüchtigkeit des Körpers wird durch tragbare oder in die Kleidung eingearbeitete Computer und Sensoren („Wearables") ständig oder zumindest regelmäßig überprüft. Die Vielzahl an neuen Möglichkeiten resultiert auch in mehr Verantwortung für den Einzelnen. Aktiv und fit zu sein ist selbstverständlich. Faul auf dem Sofa zu liegen ist nicht nur ungesund, sondern auch teuer und sozial verpönt. Die höheren Anforderungen an die Eigenverantwortung verschärfen die soziale Ungleichheit zwischen jenen, die dieser Verantwortung nachkommen können, und jenen, die das nicht können. Die Bereitschaft zu dieser Eigenverantwortung ist hoch: 16 % der Verbraucher, die dieses Szenario für am wahrscheinlichsten halten, antworten auf die offene Frage danach, was ihnen daran besonders gefällt, mit der Verantwortung des Einzelnen; weiteren 13 % gefällt der Aspekt der Gesundheitsprävention *(siehe Abbildung 25)*. Die Bedeutung des zweiten, nämlich präventiven Gesundheitsmarktes ist signifikant gewachsen. Gesundheitstourismus, Sport- und Freizeitangebote, aber auch Schönheitschirurgie, Massagen und Functional Food sind ein ungleich stärkerer Wirtschaftsfaktor als noch 15 Jahre zuvor.

GETEILTE VERBRAUCHERMEINUNG.

In der Gesamtheit stoßen die beschriebenen gesellschaftlichen Rahmenbedingungen unter deutschen Verbrauchern auf eine geteilte Meinung. Jeder Dritte, der dieses Szenario für am wahrscheinlichsten hält, mag daran Aspekte der gesellschaftlichen Rahmenbedingungen *(siehe Abbildung 25)*. Am häufigsten wird dabei der Aspekt des eigenverantwortlichen Handelns genannt. Umgekehrt fällt aber auch jedem Dritten, der dieses Szenario für am wenigsten wahrscheinlich hält, etwas Negatives zu dieser gesellschaftlichen Perspektive ein. Am häufigsten wird dabei die unpersönlicher werdende Beziehung zum Arzt genannt. Außerdem sehen viele Befragte die Eigenverantwortung und Freiheit des Einzelnen unter den beschriebenen Voraussetzungen eher beschnitten.

> Gesundheitsvorsorge ist ein Allgemeininteresse der Bevölkerung, sowohl wirtschaftlich als auch was die Lebensqualität angeht.
>
> **MARTIN KUSSMANN**

Abbildung 22

DAS SAGEN DIE DEUTSCHEN ZUM SZENARIO
REFLEKTIERTER GENUSS IN EINER AUF EIGENVERANTWORTUNG SETZENDEN GESELLSCHAFT

Skepsis trotz Fortschritt.

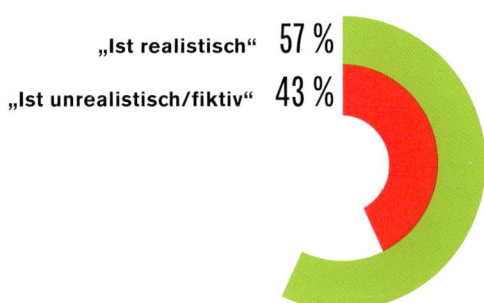
„Ist realistisch" 57 %
„Ist unrealistisch/fiktiv" 43 %

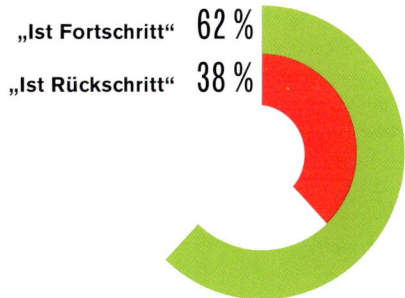
„Ist Fortschritt" 62 %
„Ist Rückschritt" 38 %

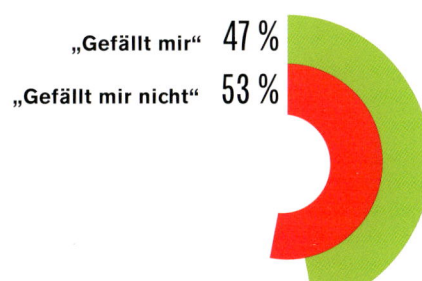
„Gefällt mir" 47 %
„Gefällt mir nicht" 53 %

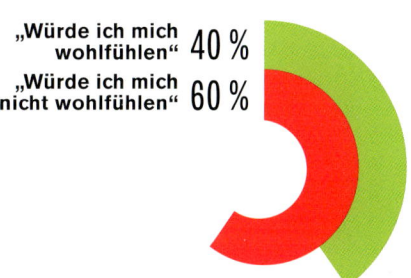
„Würde ich mich wohlfühlen" 40 %
„Würde ich mich nicht wohlfühlen" 60 %

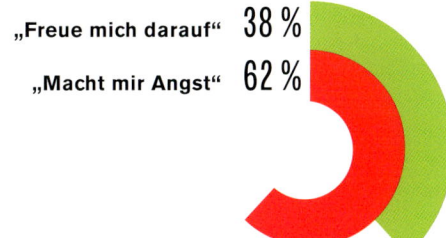
„Freue mich darauf" 38 %
„Macht mir Angst" 62 %

STATISTISCHE ANGABEN: in %; Basis: total n=1.029 / Q6: Bitte bewerten Sie nun das Szenario anhand der folgenden Aussagen. Bitte geben Sie mithilfe des Schiebereglers an, wie Sie das Szenario beurteilen.

Was bedeutet Ernährung für uns?
Genuss für alle Sinne.

> Die Aufgabe von Ernährung ist nicht nur, satt zu machen, sondern auch Körper, Geist und Seele zu nähren. Mit jedem Bissen gilt es, sich etwas Gutes zu tun. Dazu gehören neben qualitativ hochwertigen Rohstoffen sowie einer gesunden Zusammensetzung und Herstellung auch Geschmack und Genuss. Essen wird als ganzheitliche Maßnahme für einen Organismus in Balance gesehen. Ein längeres und besseres Leben wird als logische Folge erwartet. Den Verbrauchern gefällt diese Einstellung zur Ernährung. Mit 38% zustimmenden Kommentaren punktet kein anderes Szenario in dieser Kategorie so hoch.

NAHRUNG FÜR KÖRPER UND SEELE.

Der Körper ist die wichtigste Ressource des Einzelnen. Seine Gesundheit genießt höchste Priorität. Der Mensch ist ein Ökosystem aus Köper, Seele und Geist, das zu nähren mehr als die bloße Aufnahme von Kalorien erfordert. Es geht darum, die individuellen Bedürfnisse jedes Menschen zu erfüllen. Essen unterstützt nicht nur Körper und Gesundheit, sondern ist auch Nahrung für die Sinne und die Seele. Der Genuss hat einen zentralen Stellenwert in diesem Ernährungskonzept. Gesunde Nahrung steht herkömmlichen Angeboten in Geschmack und Erlebnis in nichts mehr nach. Man weiß nicht nur, dass man gesund essen soll – man will es, weil es so gut ist.

AUF DER SUCHE NACH GESUNDHEIT, GELASSENHEIT UND GENUSS.

Das Spektrum der gesundheitsorientierten Verbraucher ist breit. Am einen Ende stehen die sehr aktiven und informierten Gesundheitsoptimierer, die systematisch ihr Heil in ihrer Ernährung suchen. Am anderen Ende finden sich jene, die sich gelassen und genussorientiert auf die gesunden Angebote von Industrie, Gastronomie und Handel verlassen: klassische Lebensmittel, die im Allgemeinen als gesund gelten, aber keinen unmittelbaren Effekt haben müssen; gesundheitsoptimierende Produkte, deren Inhaltsstoffe und Wirkungsweise eine tatsächliche physische Verbesserung versprechen – am effektivsten, wenn diese individuell auf ihren Nutzer abgestimmt sind; und schließlich Medical Foods, die als therapeutische Maßnahmen z. B. nach einem Krankheitsfall eingesetzt werden. Lebensmittel sind funktionaler geworden. Zwischen Arznei- und Lebensmittel hat sich ein breites Feld mit neuen Angeboten etabliert. Ernährung ist zum selbstverständlichen Bestandteil der medizinischen Behandlungsmöglichkeiten geworden.

APPETIT UND APPS ENTSCHEIDEN.

Nutrigenomische Ansätze, bei denen die Nahrung auf die genetischen Voraussetzungen abgestimmt wird, sind unverzichtbarer Bestandteil von hochpreisigen Angeboten: Personal Health Food. Jeder bekommt, was er tatsächlich braucht. Eine Schlüsselrolle erhalten in diesem Szenario einmal mehr smarte Assistenten z. B. in Form von Gesundheitsarmbändern. Wer hungrig ist, konsultiert nicht nur seinen Appetit, sondern auch seine App. Die gibt unter Berücksichtigung der protokollierten Körper- und Gesundheitsdaten Empfehlungen für die nächste Mahlzeit oder andere Maßnahmen wie z. B. das Fitnesstraining. Gesunde Ernährung ist zudem ein Thema in Kantinen. Unternehmen können mit einem gesunden und differenzierten Speisenangebot im Wettbewerb um die besten Mitarbeiter punkten.

SINN UND SINNLICHKEIT.

Neben all diesen rationalen Beweggründen bleiben Geschmack, Geruch und Gefühl beim Essen unverzichtbare Begleiter. Dies spiegelt das ganzheitliche Gesundheitsverständnis wider, in dem nicht nur die materielle Basis Legitimität besitzt, sondern auch immaterielle und emotionale Faktoren relevant sind. Sinn und Sinnlichkeit ergänzen einander. Dieses Konzept trifft auch den Geschmack der deutschen Verbraucher: 38 % der Befragten, die dieses Szenario als am wahrscheinlichsten einschätzen, nennen auf die offene Frage, was ihnen daran besonders gefällt, Aspekte, die die Einstellung zur Ernährung betreffen *(siehe Abbildung 25)*. Kein anderes Szenario punktet so hoch in dieser Kategorie. Der „Genuss" ist dabei die häufigste

Nennung, gefolgt von „gesunden Lebensmitteln". Andererseits fällt 18 % der Verbraucher, die dieses Szenario als das am wenigsten wahrscheinliche identifizieren, auf die offene Frage, was an diesem Szenario nicht gefällt, ein Aspekt dieser Kategorie ein: Am häufigsten werden digitale Ernährungsassistenten genannt.

PROBLEMBEWUSSTE UND GEHETZTE PROFITIEREN AM MEISTEN.

Am stärksten fühlen sich von diesem Szenario die Nestlé Ernährungstypen Problembewusste Ältere sowie Gehetzte angesprochen. Von den Befragten, denen dieses Szenario besonders gefällt, können 21 % den Problembewussten Älteren zugerechnet werden (gegenüber 12 % im Bevölkerungsschnitt). 16 % der Fans dieses Szenarios gelten als Gehetzte, während dies nur auf 13 % der Gesamtbevölkerung zutrifft *(siehe Abbildung 24)*. Beide Ernährungstypen haben ein hohes Bedürfnis nach Kontrolle. Problembewusste Ältere wollen vor allem ihren Gesundheitszustand kontrollieren. Für Gehetzte ist dieses Szenario besonders interessant, weil es trotz einer hohen und dichten Taktung des Alltags eine gesunde Lebensweise verspricht, die den alltäglichen ungesunden Stress zumindest teilweise kompensieren kann. Unterdurchschnittlich unter den Anhängern dieses Szenarios sind Leidenschaftslose (9 % gegenüber 16 % im Bevölkerungsschnitt) und Maßlose (5 % gegenüber 11 % im Bevölkerungsschnitt) vertreten. Leidenschaftslose sind zufrieden mit sich und der Welt – sie sehen keinen Grund zur Optimierung oder Veränderung ihres Verhaltens und sind daher wenig empfänglich für die Versprechen dieses Szenarios. Die Maßlosen legen mehr Wert auf Bequemlichkeit und Quantität als auf Qualität und Gesundheit – und sind in logischer Folge eher uninteressiert an diesem Szenario. Einen näheren Blick verdient die allgemeine Attraktivität dieser Zukunftsperspektive für alle Befragten. Während 47 % daran Gefallen finden, sagen nur 38 %, dass sie sich tatsächlich darauf freuen *(siehe Abbildung 23)*. Diese Diskrepanz ist bei den Älteren am größten. Ein Grund dafür könnte die geringer ausgeprägte Technikaffinität bei den Älteren sein, die daher der Digitalisierung und Computerisierung skeptischer gegenüberstehen.

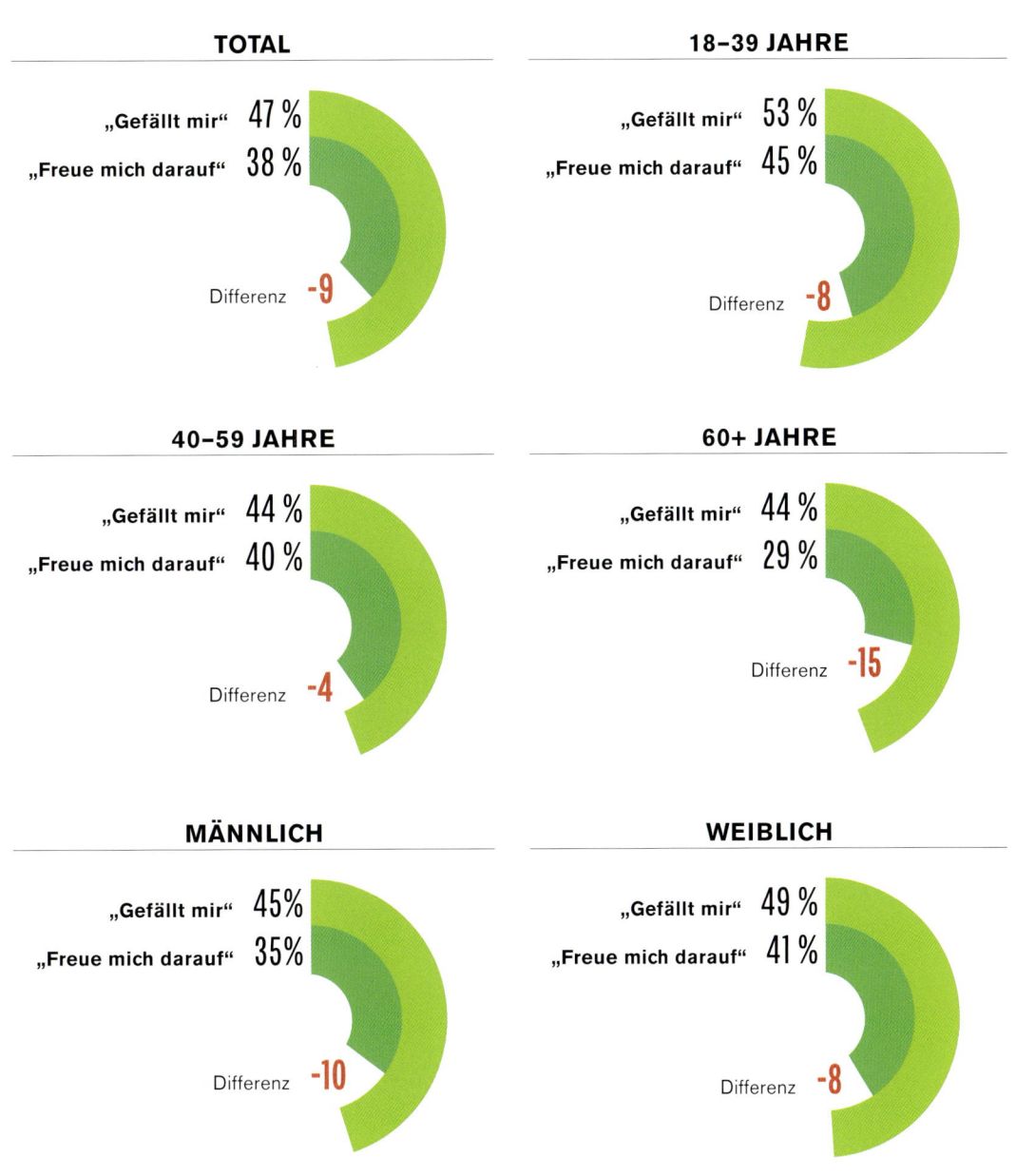

Wie essen wir?
Gesund, aber nicht selbst gekocht.

Gesundheit, Genuss und Geschmack lassen sich vorzüglich über innovative Ernährungsangebote verbinden. Functional Food unterstützt gezielt verschiedene Körperfunktionen. Der sinnliche Genuss kommt dabei nicht zu kurz. Fertiggerichte haben an Qualität enorm gewonnen und gelten als gesunde, schnelle Möglichkeit, um im Alltag genussvoll satt zu werden. Selbst gekochte Mahlzeiten haben einen besonderen Stellenwert, auch weil sie seltener auf den Tisch kommen.

WIRKSTOFFE STATT INHALTSSTOFFE.

Egal ob unterwegs oder zu Hause, nirgends muss man auf gesundes Essen verzichten. Lebensmittelhersteller haben ihr bestehendes Sortiment systematisch nach gesundheitlichen Gesichtspunkten optimiert. Hochfunktionale Wirkstoffe ergänzen die konventionellen Zutaten. Schnelles Essen, das früher zwar als lecker, aber leider nicht immer als gesund galt, ist nun mit wertvollen Nährstoffen und Vitaminen, dafür weniger Zucker und Fett ausgestattet. Unterwegs werden schnelle, aber gesunde Zwischenmahlzeiten konsumiert. Functional Food mit dem Fokus, positiv auf bestimmte Körperfunktionen zu wirken, ist ebenfalls beliebt. Probiotika, also spezielle Bakterienkulturen, gelten als hocheffektives Healthfood. Auch Ballaststoffe sind vielen Lebensmitteln zugesetzt und in neuen Formen verarbeitet. Lebensmittel, deren Inhaltsstoffe als Fänger von freien Radikalen, Fett oder Giftstoffen fungieren, werden gezielt und regelmäßig konsumiert.

ESSEN ZUR PRÄVENTION.

Zum Erhalt der Gesundheit sind regelmäßige Ernährungskuren populär, die drei- bis viermal im Jahr den Gesundheitshaushalt in Balance bringen. Das medizinische Know-how, die Kreativität und die Möglichkeiten der Lebensmittelhersteller erlauben völlig neue Produkte und Services. Genombasierte Power-Riegel, verdauungsoptimierte Abendmahlzeiten oder das Müsli, das jeden Morgen nach tagesaktuellen Bedingungen (z. B. Wetter, Grippesaison, Aktivitäten etc.) gemischt wird – Essen setzt an, bevor Medizin nötig wird. Als Medical Food findet Essen gezielt Einsatz in medizinischen Therapien, wie z. B. zur Unterstützung der rascheren Genesung nach einer Krankheit. Teilweise macht Medical Food klassische Medikamente überflüssig.

GESUND, ABER NICHT UNBEDINGT SELBST GEKOCHT.

Zu Hause gibt es gut schmeckende und ebenso nahrhafte Fertiggerichte, die mit den Fett- und Aromasünden der Vergangenheit nichts mehr zu tun haben. Halb fertige Gerichte werden zu Hause mit individuellen Nährstoffmixes vollendet. Angereicherte Flüssigkeiten ersetzen Milch, Ei und andere Grundnahrungsmittel. Im Rückgriff auf das persönliche Datenprofil jedes Verbrauchers (Quantified Self) werden Mahlzeiten auf Stoffwechsel, Geschmack und andere Bedürfnisse des Verbrauchers individuell abgestimmt. Eine gemeinsame warme Mahlzeit zu Hause ist insbesondere für Familien ein zentraler Genussfaktor. Selbst kochen bleibt wichtig – für Körper und Seele –, auch wenn es bedeutend seltener geschieht. Restaurantbesuche sind 2030 etwas Besonderes. Man nimmt sich Zeit für Esskultur und Genuss. Dabei wird auf die Errungenschaften der modernen Ernährungswissenschaft nicht verzichtet. Wer vorab sein Gesundheitsprofil an das Restaurant schickt, erhält seine Speisen darauf abgestimmt. Wellness-Restaurants bieten das Gefühl einer kurzen Kur – seinem Körper etwas besonders Gutes getan zu haben.

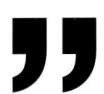

> Der Körper wird zum Eigenkapital.
> Unser Lifestyle wird zum Healthstyle.
> **PETER WIPPERMANN**

GEWÖHNUNGSBEDÜRFTIG FÜR VERBRAUCHER.

Gerade der Aspekt, dass zu Hause weniger selbst gekocht bzw. mehr Fertiggerichte gekocht werden, missfällt den deutschen Verbrauchern. 11 % der Befragten, die dieses Szenario als am wenigsten wahrscheinlich einschätzen, antworten auf die offene Frage, was ihnen daran nicht gefällt, mit Faktoren, die mit dem Kochen und Essen zu tun haben *(siehe Abbildung 25)*. Am häufigsten dabei wird die Tatsache genannt, dass zu Hause nicht mehr gekocht wird. Positive Kommentare, die das veränderte Koch- und Essverhalten betreffen, äußern 6 % der Befragten, die dieses Szenario als das am wahrscheinlichste einstufen.

> Die Fertiggerichte heute geben längst nicht das her, was sie 2030 dann können.
>
> **BRIGITTE**

Abbildung 24

DIESEN NESTLÉ ERNÄHRUNGSTYPEN GEFÄLLT DAS SZENARIO

REFLEKTIERTER GENUSS IN EINER AUF EIGENVERANTWORTUNG SETZENDEN GESELLSCHAFT

Gehetzte und Problembewusste Ältere erkennen am stärksten Vorteile.

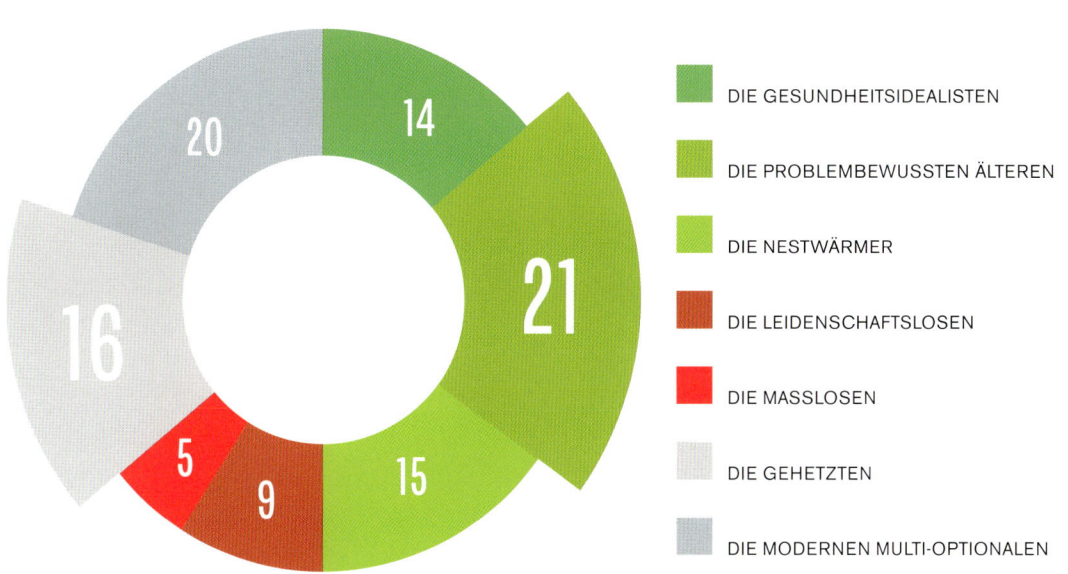

- DIE GESUNDHEITSIDEALISTEN
- DIE PROBLEMBEWUSSTEN ÄLTEREN
- DIE NESTWÄRMER
- DIE LEIDENSCHAFTSLOSEN
- DIE MASSLOSEN
- DIE GEHETZTEN
- DIE MODERNEN MULTI-OPTIONALEN

VERGLEICH ZUR GESAMTBEVÖLKERUNG

Lesebeispiel: 21 % der Befürworter des Szenarios sind Problembewusste Ältere (oben). Diese sind in der Gesamtbevölkerung zu 12 % vertreten, damit ist ihr Anteil bei den Befürwortern dieses Szenarios um 9 Prozentpunkte höher als in der Gesamtbevölkerung.

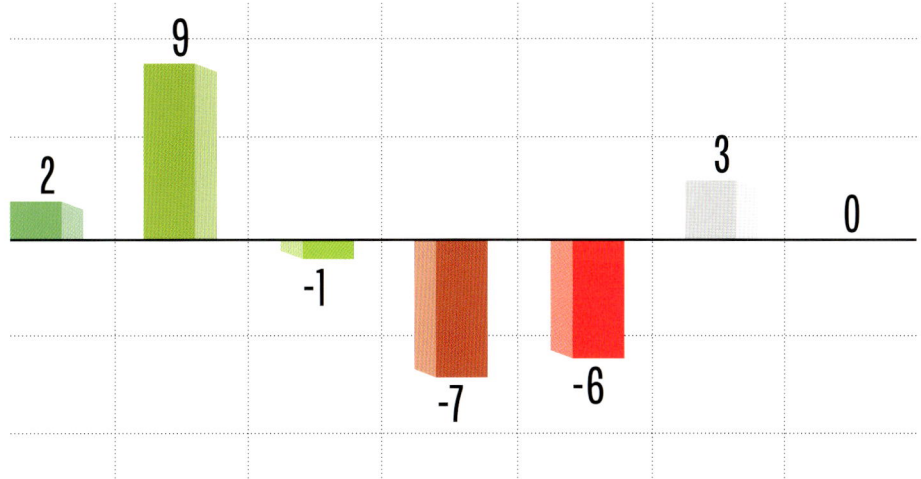

STATISTISCHE ANGABEN: in %; Basis: total n=1.029, Szenario 1 „Gefällt mir" Top 2 n=248
Q6: Bitte bewerten Sie nun das Szenario anhand der folgenden Aussagen. Bitte geben Sie mithilfe des Schiebereglers an, wie Sie das Szenario beurteilen.

Wie kaufen wir ein?
Mit allen Sinnen.

Die Angebote von Supermärkten, Apotheken und Gesundheitsanbietern werden einander immer ähnlicher. Beratung von Coaches, Ärzten und Ernährungsexperten gehört bei allen dazu – sowohl online als auch offline. Beim Einkauf sucht man nicht nach Produktkategorien, sondern nach bestimmten Funktionalitäten für den Körper. Begleitend dazu bekommt die Sinnlichkeit beim Einkauf einen neuen Stellenwert: Verkostungsstände, integrierte Gastronomie und die Herstellung vor Ort machen den Einkauf zum Erlebnis für alle Sinne.

APOTHEKEN, SUPERMÄRKTE UND GESUNDHEITSSERVICES.

Die Grenzen zwischen Konsumgütern und Gesundheitsprodukten haben sich aufgelöst und damit auch die Grenzen zwischen Lebensmittelhändlern, Apothekern und Health-Services. Die Produktpalette aller Anbieter fokussiert auf Vorsorge. Supermärkte, Apotheken und Gesundheitszentren erweitern ihre Angebote in Segmenten des anderen und darüber hinaus, z. B. in Richtung Lifestyle, Entertainment und Mode. Das Angebot an Lebensmitteln ist wesentlich umfangreicher und differenzierter. Es orientiert sich klar an Funktion und Nutzen für den Einzelnen. Die klassischen Produktkategorien wie Milchprodukte oder Backzutaten reichen dafür nicht mehr aus. Die Abteilungen in den Supermärkten richten sich nach Kategorisierungen wie Wirkstoffe, Risikogruppen, Allergene und Produktnutzen. Auf den Verpackungen befinden sich klare und verständliche Informationen und Kennzeichnungen über den gesundheitlichen Nutzen des Inhalts.

MEHR GENUSS BEIM EINKAUF.

Beim Einkauf überprüfen Verbraucher systematisch das Sortiment nach den erwünschten Gesundheitsaspekten. Apps und personalisierte Armbänder unterstützen sie dabei. Die Kunden erhalten beim Einkauf personalisierte Hinweise – immer im Rückgriff auf das individuelle Datenprofil des Konsumenten (Quantified Self). Neben all diesen rationalen Dimensionen geht es 2030 schließlich auch beim Einkauf um den Genuss: Lebensmittelhändler laden zum sinnlichen Einkauf ein – es gibt Verkostungsstände, Café-Ecken und Stimulationen für Augen, Ohren und Nase. Konzepte für alle Sinne nehmen 2030 beispielsweise wesentlich mehr Raum in den Überlegungen der Shopdesigner ein. In eleganten Ernährungsboutiquen wird individuell auf die persönlichen Erwartungen und körperlichen Voraussetzungen des Einzelnen eingegangen. Die individuelle und speziali-

> Die große Herausforderung ist die schnelle Reaktion auf die individuellen Wünsche. Als Konsequenz werden Produktionsort und Point of Sale zusammenrücken.
>
> **FRANK REHME**

sierte Beratung greift dabei auf die Daten des Quantified Self zu. In Concept Stores werden nicht nur einzelne Produktsparten angeboten, sondern eine Vielfalt von Produkten und Services, die ein bestimmter sinnlicher, gesunder Lebensstil braucht: Kleidung, Lebensmittel, Gadgets sowie Coaching und Beratung.

HÄNDLER IM GESUNDHEITSMARKT INTEGRIERT.

Inhaltsstoffe und Wirkung der Lebensmittel rücken mehr ins Zentrum des Interesses. Berater helfen dabei, die komplexer werdenden Produkte und Produktnutzen zu verstehen. Auch Ärzte, Coaches und Ernährungsberater unterstützen das Service-Team im Lebensmittelhandel. All diese Möglichkeiten werden auch online angeboten. Dazu kommen auch hier Abo- und Flatrate-Angebote, die personalisiert und auf Geschmack und Bedürfnisse der Besteller optimiert sind. Auch traditionelle Points of Sale wie Wochenmärkte oder Gemüsehändler erhalten einen höheren Stellenwert, weil sie für ursprüngliche Lebensmittel und ein besonderes Einkaufserlebnis stehen. Der Einkauf wird maßgeblich aufgewertet. Es geht nicht mehr um die bloße Versorgung mit Nahrungsmitteln, sondern ein Erlebnis und einen wichtigen Baustein im Bereich Gesundheit und Wohlfühlen.

DIESES EINKAUFEN GEFÄLLT.

Das zukünftige Einkaufen gefällt vielen deutschen Verbrauchern. 16 % der Befragten, die dieses Szenario als das wahrscheinlichste einstufen, nennen auf die offene Frage danach, was ihnen daran besonders gefällt, etwas, das mit dem Einkauf zu tun hat *(siehe Abbildung 25)*: Am häufigsten wird der „genüssliche Einkauf" mit Verkostungsständen und anderen sinnlichen Services genannt.

Abbildung 25

DAS GEFÄLLT UND DAS GEFÄLLT NICHT AM SZENARIO
REFLEKTIERTER GENUSS IN EINER AUF EIGENVERANTWORTUNG SETZENDEN GESELLSCHAFT

Genuss und Eigenverantwortung gefallen.

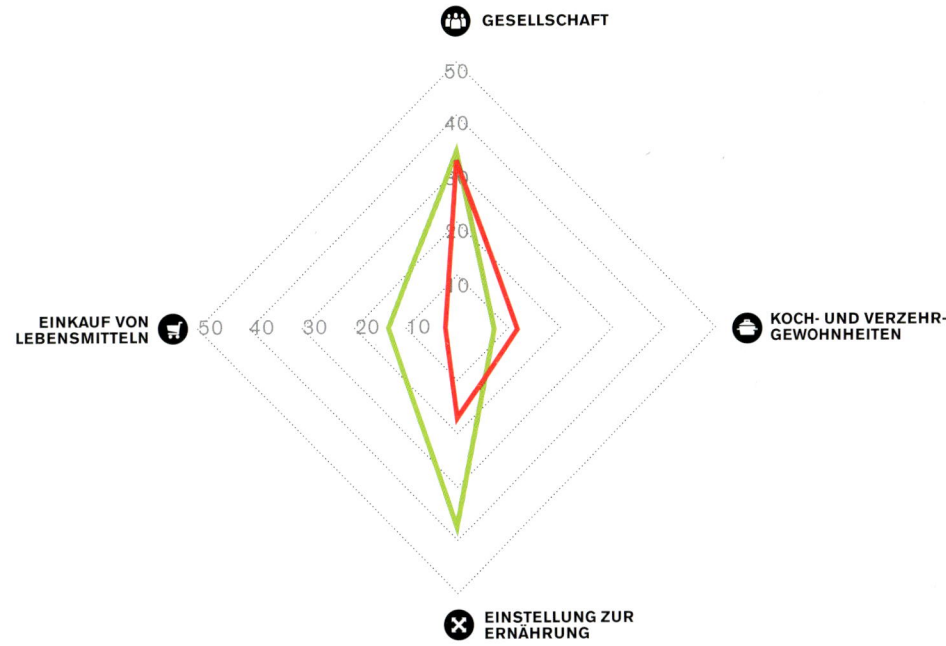

LESEBEISPIEL: Treiber: 38 % der positiven offenen Nennungen der Befragten, die dieses Szenario für das wahrscheinlichste halten, beziehen sich auf Aspekte des Themenbereichs Einstellung zur Ernährung (oben). Darunter ist der Genuss mit 17 % der offenen Nennungen der Spitzenreiter (unten). Barrieren: 32 % der negativen offenen Nennungen der Befragten, die dieses Szenario für das am wenigsten wahrscheinliche halten, beziehen sich auf Aspekte des Themenbereichs Gesellschaft (oben). Ernährungs-Apps (Themenbereich Einstellung zur Ernährung) sind mit 11 % der Spitzenreiter der negativen offenen Nennungen (unten).

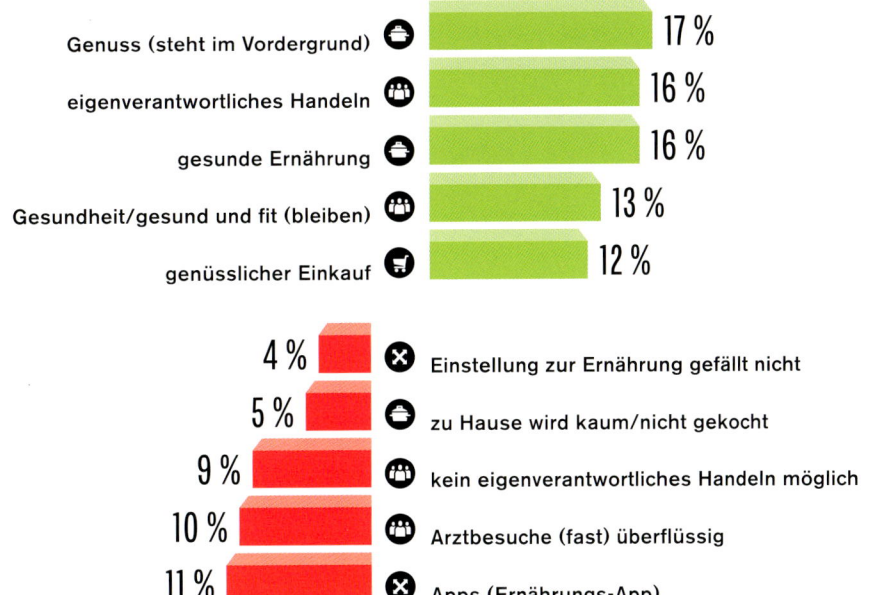

STATISTISCHE ANGABEN: in %; Basis: Szenario 3 lt. Q7 „am wahrscheinlichsten" und „am wenigsten wahrscheinlich", n=145, n=169 / Q8: Sie haben gerade dieses Szenario ausgewählt, das am wahrscheinlichsten eintreffen wird. Bitte geben Sie einmal alles an, was Ihnen an diesem Szenario besonders gefällt. / Q9: Sie haben angegeben, dass dieses Szenario am unwahrscheinlichsten eintreffen wird. Bitte geben Sie einmal alles an, was Ihnen an diesem Szenario überhaupt nicht gefällt. – Jeder Treiber/jede Barriere ist einem Themenbereich (Gesellschaft, Koch- und Verzehrgewohnheiten etc.) zugeordnet.

Was heißt das für Industrie, Handel und Out of Home?

→ **DAS THEMA ERNST NEHMEN.** Wer das Thema Gesundheit lediglich als verkaufsförderndes Label nutzt, wird keinen Erfolg haben. Denn dafür werden Konkurrenz und Kritikfähigkeit der Konsumenten zu groß sein. Der versprochene Gesundheitsnutzen muss auch tatsächlich eingelöst werden. Es gilt, sich vorzugsweise auf ein kleines Segment oder ein nischiges Angebot zu konzentrieren, das erfolgreich und effektiv bedient werden kann, anstatt mit breiten Sortimenten zu enttäuschen.

→ **ZUM GESUNDHEITSMANAGER WERDEN.** Der zunehmende Fokus auf Gesundheitsvorsorge und effektive Healthfoods lässt die Grenzen zwischen Arznei und Nahrungsmittel verschwimmen. Eine neue Rolle entsteht im Anbietermarkt: Gesundheitsmanager. Diese Dienstleister vernetzen Akteure von allen Seiten – Pharma, Handel, Nahrungsmittelindustrie, aber auch Gastronomie –, um für die Gesundheit des Kunden das Beste herauszuholen. Für Hersteller bedeutet das eine Chance, ihre Produkte mit nützlichen Services zu verbinden.

→ **ANGEBOTE VERNETZEN.** Die Zukunft bringt eine Vielzahl von digitalen Assistenten und tragbaren Sensoren. Da braucht es keine zusätzlichen Lösungen von Anbietern aus dem Handel oder der Lebensmittelindustrie. Unternehmen sind daher gut beraten, auf bestehende Lösungen zu setzen. Wer die Potenziale der etablierten Technologien im Detail kennt, kann sie für das eigene Anwendungsgebiet ausschöpfen. Wichtig wird auch, Schnittstellen zu Apps aus ähnlichen Bereichen wie z. B. Lauf-Apps zu identifizieren. Das erlaubt kreative Kombinationen.

→ **KOMPETENZ UND VERTRAUEN AUFBAUEN.** Auch wenn Gesundheitsprodukte den Charakter von Konsumgütern bekommen – die Gesundheit bleibt ein sensibles Thema. Das Vertrauen in die Anbieter ist entscheidend für deren Erfolg. Neben einem wirkungsvollen Angebot braucht es auch Berater, die die Bedürfnisse der Verbraucher erkennen und Angebote daran anpassen können. Empathie, Analysefähigkeit und Lösungsorientierung werden zu essenziellen Kompetenzen des Service-Personals.

→ **WOHLFÜHLATMOSPHÄRE SCHAFFEN.** Gesundheit ist Synonym für ganzheitliches Wohlbefinden. Dazu gilt es, im Handel das richtige Ambiente zu schaffen. Vertrauen und Kompetenz (siehe oben) sind dabei zentral. Gleichzeitig braucht es ausgewogene Konzepte für Angebotsportfolio und Storedesign. Die Herausforderung dabei ist, kein problemorientiertes Umfeld zu schaffen (in dem alles überprüft und gecheckt werden muss), sondern eines, das ein angenehmes Erlebnis vermittelt.

MARTIN KUSSMANN

„Nicht nur Patienten, sondern auch Verbraucher profitieren von medizinischer Ernährung."

Herr Kussmann, was ist „Medizinische Ernährung"? Welche Anwendungsfelder gibt es dafür?
Medizinische Ernährung zielt heute unter anderem auf die Erholung von und den Wiederaufbau nach einer Krankheit ab. Auch die gezielte Therapie von Krankheiten, wie etwa Krebs, zählt dazu. Weitere typische Anwendungsgebiete sind die Wiederherstellung und Erhaltung der gesunden Darmfunktion und -flora; der Erhalt der Stoffwechselgesundheit bei Diabetes; sowie das Management des eigenen Gewichts beziehungsweise Übergewichts.

Welche Entwicklungen sind hier aktuell wichtig? Was davon wird 2030 Alltag sein?
Die aktuelle und zukünftige Entwicklung geht in Richtung höherer und spezifischer Wirksamkeit und breiterer Anwendungsgebiete sowie der Kombination mit der Diagnostik. Im Jahre 2030 stelle ich mir einen sehr verfeinerten und genaueren regelmäßigen Gesundheitscheck vor, der die Grundlage für meine personalisierte Ernährung mit einem Baukastensystem aus für mich geeigneten Produkten liefert. Das dient dann zum Gesundheitserhalt und zur Vorbeugung von Krankheiten.

Wer kann von Medizinischer Ernährung am meisten profitieren?
Nicht nur viele Patienten, sondern auch viele Verbraucher: Erstere durch bessere Erholung und Genesung und Letztere durch einen verbesserten und langfristig gesünderen Lebensstil.

Welche anderen Technologien – abseits von Ernährungsprodukten – sind bei diesem Konzept wichtig?
Die Diagnostik findet zukünftig sowohl im Krankenhaus, in der Arztpraxis als auch zu Hause statt. Ermöglicht wird das durch sogenanntes „Body Monitoring". Damit ist die Erfassung von physiologischen Daten des eigenen Körpers durch kleine, am Körper tragbare Geräte gemeint.

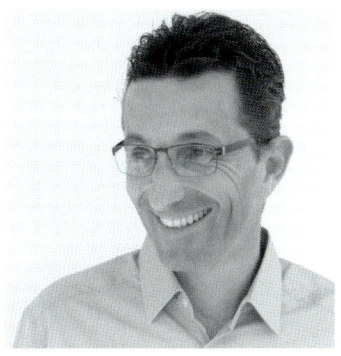

Prof. Dr. Martin Kussmann ist Biochemiker und Leiter der Abteilung „Molekulare Biomarker" am Nestlé Institute of Health Sciences.

Bei der Ernährung der Zukunft scheinen die Grenzen zwischen Gesundheitsvorsorge, Gesundheitsoptimierung und Leistungssteigerung zu verschwimmen. Wo ziehen Sie die Grenzen zwischen diesen Bereichen?

Gesundheitsvorsorge ist ein Allgemeininteresse der Bevölkerung, sowohl wirtschaftlich als auch was die Lebensqualität angeht. Gesundheitsoptimierung ist eher eine freie Wahl des Einzelnen, wie viel Verbesserung jemand wünscht und wie viel er oder sie dafür bereit ist auszugeben. Leistungssteigerung ist noch spezifischer und wird eher mit dem beruflichen oder privaten Leistungssport in Verbindung gebracht, bei dem die Ernährung heute schon eine große Rolle spielt.

Wie werden all diese neuen Möglichkeiten finanzierbar sein? Was bedeutet das für das staatlich finanzierte Gesundheitswesen?

Gesundheitserhaltung und Krankheitsvorbeugung mit nachgewiesenen spezifischen Effekten sollten meines Erachtens finanziell gefördert werden, da sie zur Nachhaltigkeit des Gesundheitswesens beitragen und Kosten für Krankheit reduzieren können. Sie ermöglichen die Vermeidung von Krankheiten oder eine schnellere Erholung im Krankheitsfall. Gesundheitsoptimierung und Leistungssteigerung sind meiner Ansicht nach eher Sache jedes Einzelnen und können nicht auf die Allgemeinheit abgewälzt werden.

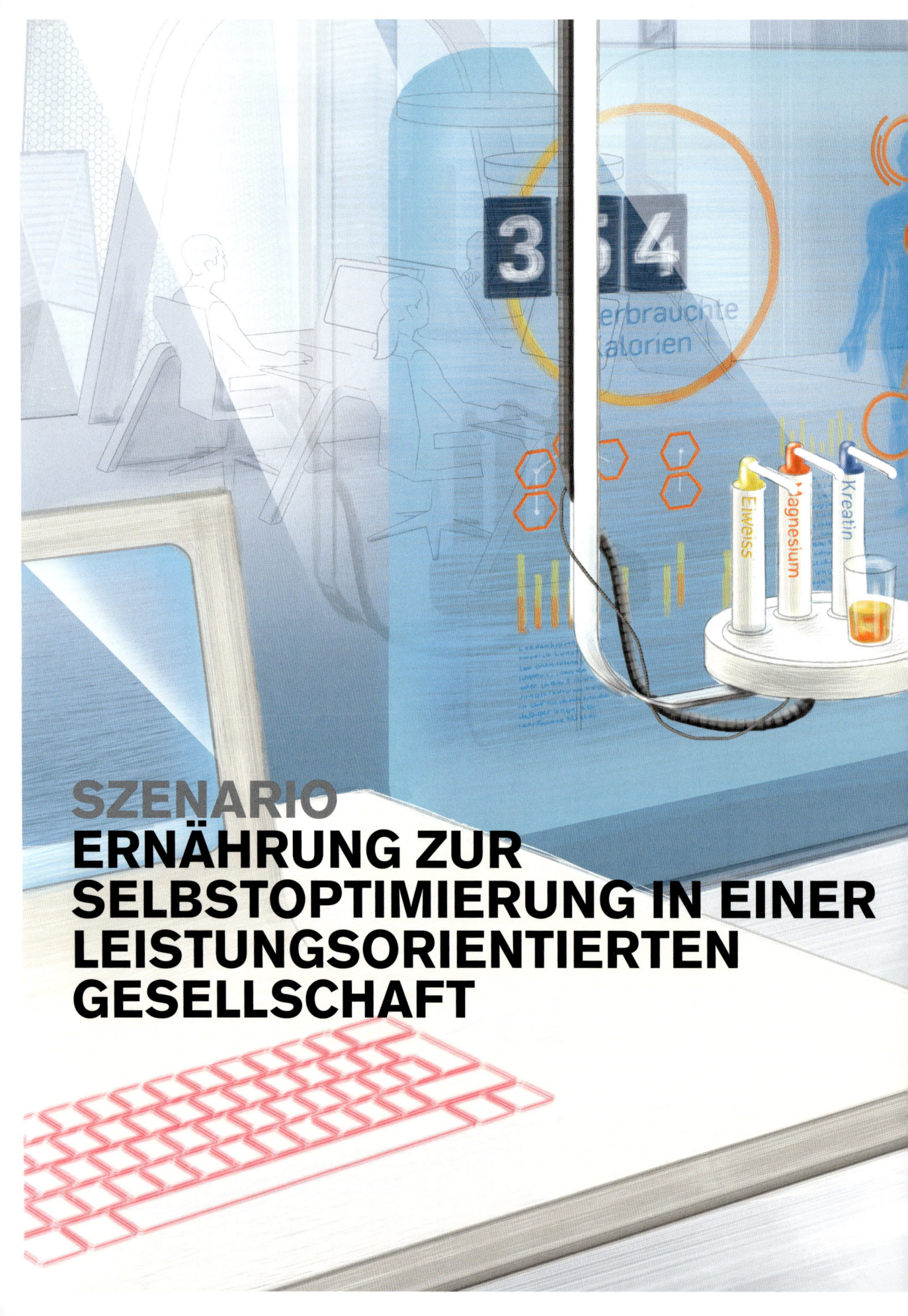

SZENARIO
ERNÄHRUNG ZUR SELBSTOPTIMIERUNG IN EINER LEISTUNGSORIENTIERTEN GESELLSCHAFT

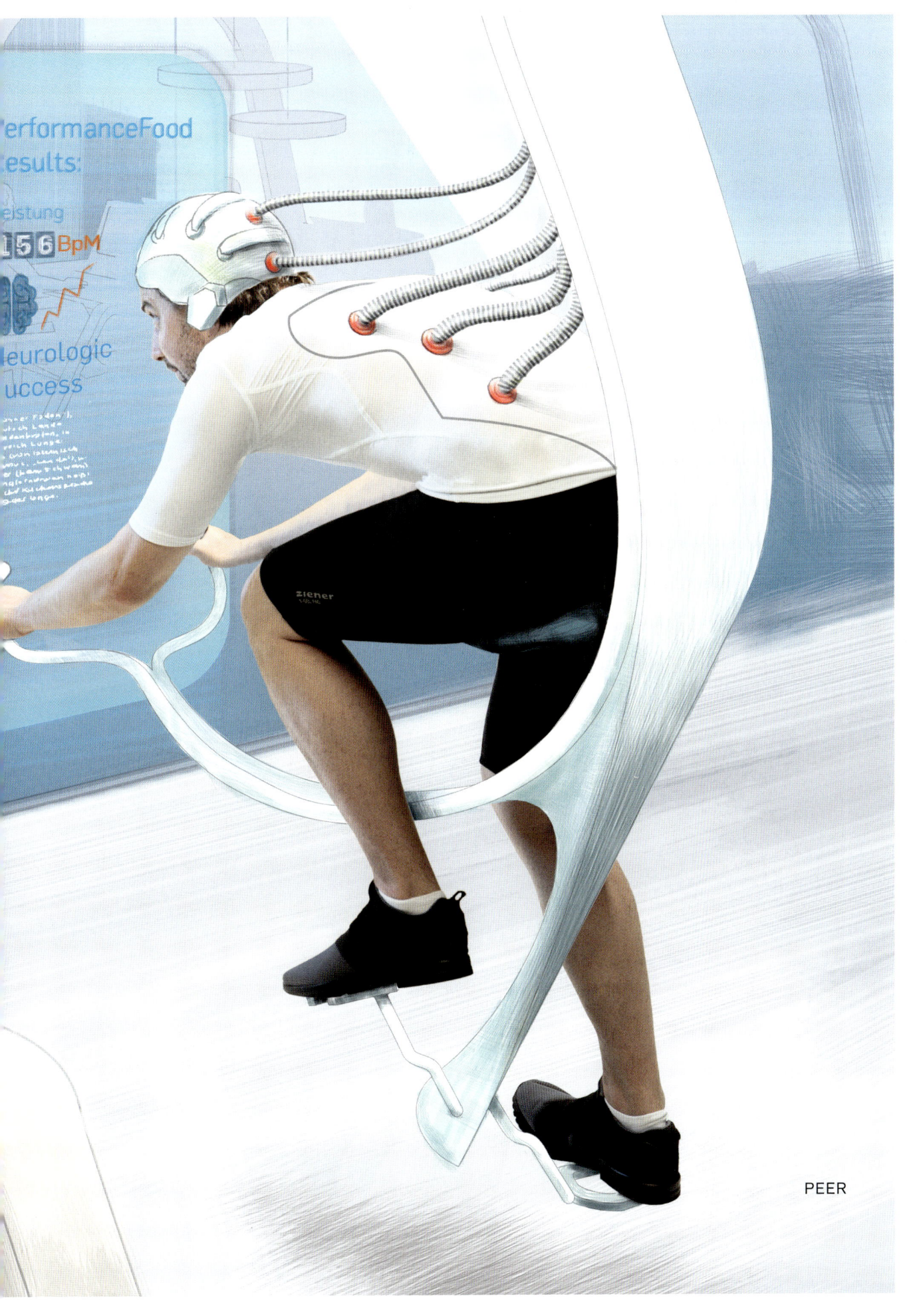

In Zukunft zählt Leistung.

Wer sozial nicht abrutschen will, muss ständig zur Hochleistung bereit sein. Die Qualität unserer Nahrung bemisst sich nicht an ihrer Zusammensetzung oder Herkunft, sondern daran, wie weit sie ihren Konsumenten bringt.

Essen ordnet sich Leistungsansprüchen und dem dichten Takt des Alltags unter – und passt sich dabei den körperlichen Voraussetzungen und individuellen Zielen perfekt an.

**Während dieses Szenario als Fortführung bekannter Tendenzen von 45 % als realistisch eingeschätzt wird, wird es nicht annähernd so positiv bewertet wie viele andere Szenarien.
Nur 25 % finden Gefallen an ihm, und 21 % freuen sich auf diese Zukunft. Trotzdem bezeichnen es 44 % als gesellschaftlichen Fortschritt.** (SIEHE ABBILDUNG 26)

BIRGIT GEBHARDT

„Essen bietet Sicherheit und sichtbare Erfolge."

In welchen Punkten unterscheidet sich die Arbeitswelt 2030 am stärksten von der heutigen?

Die Automatisierung, die in der Produktion schon begonnen hat, wird sich bis 2030 bis in die Büroetagen durchziehen. Intelligente Software verknüpft Kundennachfrage und Umfeldfaktoren mit Kapazitäten in Produktion und Entwicklung. Die lernfähigen Systeme ersetzen die Tätigkeiten von Sachbearbeitern und übernehmen viele Entscheidungen, die heute noch im Management und Controlling abgestimmt werden. Dadurch entfallen und ändern sich Tätigkeiten der klassischen Mittelschicht.

Wie gehen die Menschen in Zukunft mit den steigenden Leistungsanforderungen um?

Die Schere zwischen gering qualifizierten Hilfs- und hoch qualifizierten Wissensarbeitern wird größer. Beide stehen unter hohem Stress und Leistungsdruck, wählen aber entsprechend ihres Verfügungsrahmens und Bildungsstandes unterschiedliche Optimierungs- und Kompensationsformen. Die Angebote werden sich weiter diversifizieren. Neben den heute bereits wichtigen Aspekten wie Convenience, Herkunft und so weiter wird es künftig wichtiger werden, die kundenindividuell verlangten Qualitäten, wie beispielsweise persönliche Verträglichkeit oder Wirkungsgrad, sofort abzubilden.

Wohin entwickelt sich die Unternehmenskultur?

Unternehmen versuchen derzeit ihre Mitarbeiter mit unterschiedlichen Arbeitsformen vertraut zu machen. Die vernetzte Arbeitskultur verlangt nach mehr Kommunikation, Treffen und Bewegung – über die bisherigen Arbeitsbereiche hinaus. Gleichzeitig merken die Unternehmen, dass viele ihrer Mitarbeiter an ihre gefühlte Belastungsgrenze stoßen. Kantinen wie Kaffeeküchen erfahren als rituelle Treffpunkte für Kommunikation ein fulminantes Facelift. Nahezu alle Neu- beziehungsweise Umplanungen gewähren den bisher stiefmütterlich in die Versorgungskerne eingebauten Teeküchen eine attraktive Aufwertung als einladende Begegnungszone. Bei Microsoft werden

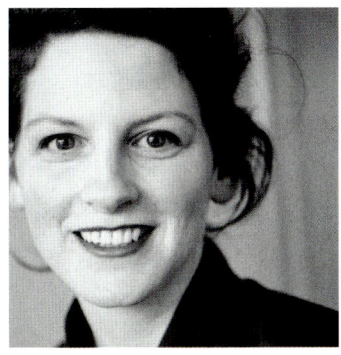

Birgit Gebhardt ist Trendexpertin mit Schwerpunkt „Zukunft der Arbeit" und Autorin des Buchs „2037".

in Kroatien die Kunden in der Cafeteria empfangen, bei Google in Hamburg zeigen wechselnde Köche der Hansestadt der Belegschaft und Gästen ihre Kochkünste.

Welche Rolle wird Essen im Unternehmen einnehmen?
Wenn Wissensarbeiter künftig so vernetzt arbeiten können, dass sie nicht mehr primär zum Arbeiten die Firma aufsuchen, werden sie es tun, um dort Kollegen und Kunden zu treffen. Die Tatsache, dass Mitarbeiter wie Kunden Zeit investieren, um sich in das Unternehmen zu bewegen – obwohl sie es vernetzungstechnisch nicht müssten –, verlangt nach deutlicheren und differenzierteren Gesten des Willkommens, Bewirtens und „Hostings".

Woher kommt dieser enorme Bedeutungszuwachs unserer Ernährung?
Immer mehr Menschen widmen ihrer korrekt-gesunden Ernährung ein immer größeres Maß an Aufmerksamkeit. Ich denke, das hängt mit der zunehmenden Strukturlosigkeit oder einem gefühlten Kontrollverlust zusammen. Wenn sich beruflich wie privat geglaubte Verlässlichkeiten auflösen, wird der Rückhalt für die innere Stabilität in leichter zu erfüllenden Bedürfnismustern gesucht. Essen und Ernährung eignen sich hervorragend, um der Fremdbestimmung im Tagesablauf mit einer selbst gewählten Struktur zu begegnen, die zudem leistungsfördernd ist und die eigene Selbstdisziplin in fühlbare wie sichtbare Erfolge überführt.

In welcher Welt leben wir?
Vernetzt und auf uns selbst gestellt.

2030 muss mehr geleistet werden. Die Polarisierung der Gesellschaft treibt die Statusangst. Angesichts komplexerer und unsicherer Rahmenbedingungen kann sich der Einzelne immer weniger auf seine Umwelt verlassen, sondern ist auf die eigene Leistungsfähigkeit und Flexibilität angewiesen. Das Gefühl der Sicherheit erwächst vor allem aus dem Selbstvertrauen, mit allen Anforderungen umgehen zu können. Das erfordert höchste Leistungen auf Abruf. Der Druck steigt. Diese Vorstellung macht dem überwiegenden Teil der Deutschen Angst.

DAS ICH IM MITTELPUNKT.

Netzwerkartige Organisationsformen setzen sich in allen Bereichen durch. Vorgegebene fixe Strukturen werden brüchig oder lösen sich auf. Hierarchien verflachen; Mitarbeiter werden von Ausführenden zu selbstständigen Gestaltern; die traditionelle Vater-Mutter-Kind-Familie hat längst Patchwork-Konstellationen Platz gemacht. Die globale Konkurrenz verschärft den Wettbewerb für jeden Einzelnen. Der Konkurrent sitzt nicht mehr in derselben Stadt, sondern mitunter 10.000 Kilometer entfernt. Er oder sie ist vielleicht genauso gut ausgebildet, aber bereit, intensiver zu arbeiten und mehr zu leisten. Die zuweilen ein Leben lang festen Arbeitsbeziehungen lockern sich. Selbstständige verdrängen in Firmen zunehmend Festangestellte. Sich auf einer einmal erarbeiteten Position auszuruhen funktioniert nicht mehr. Der Einzelne hat akzeptiert, dass er die Rahmenbedingungen seines Lebens immer weniger beeinflussen kann. Stattdessen strebt er danach, sich optimal auf alles einstellen zu können. Ein gesunder Körper, ein wacher Geist und eine belastbare Psyche sind die Grundlage dafür. Die Konzentration auf das Ich wird stärker. Wer nachlässig mit sich umgeht, droht, zurückzufallen. Gleichzeitig lässt sich die Leistung in der Wissensökonomie nicht mehr so leicht in Zahlen fassen und vergleichen. Der Zweifel über die eigene Position im Vergleich zur Konkurrenz nimmt dem Einzelnen Gelegenheit zur Entspannung. Das Ideal ist der Körper als zuverlässig laufendes System, das auf alle Anforderungen von außen reagieren kann und den größtmöglichen Output leistet. So denken nicht nur die klassischen Leistungsträger der Gesellschaft, sondern Menschen aller sozialen Milieus. Es gilt, die Grenzen der eigenen Fähigkeiten nicht nur zu erreichen, sondern auszuweiten.

DAS MOBILE BÜRO.

Arbeit und Leistung prägen den Alltag. Arbeit ist immer und überall. Arbeitsplätze sind mobil und weltweit vernetzt. Arbeitszeiten sind flexibel und passen sich den Anforderungen an. In der Mobilität geht es nicht nur darum, von A nach B zu kommen, sondern auch darum, seine Aufgabenliste abarbeiten zu können. Der Arbeitsplatz im selbst fahrenden Auto oder „fahrende Büros" wie Züge oder Busse werden wichtiger. Um mit knappen Res-

> Die Arbeit wird Teil der Lebenswelt.
> Wir unterscheiden nicht mehr
> zwischen privat und geschäftlich,
> sondern zwischen interessant
> und uninteressant.
> **BIRGIT GEBHARDT**

sourcen immer mehr zu schaffen, wird der Einzelne von einer Vielzahl von diversen Gadgets unterstützt, wie in die Kleidung integrierten Geräten und Sensoren („Wearables") und Brillen, die digitale Informationen ins Blickfeld integrieren („Smart Glasses", „Augmented Reality") . Apps dokumentieren Leistungsstand und Ergebnisse und zeigen Optimierungspotenziale, alles im ständigen Abgleich der eigenen Leistung mit dem digital-sozialen Umfeld. Der Mensch lebt im ständigen Bewusstsein seines aktuellen Soll-Ist-Vergleichs. Selbstoptimierung und die Optimierung der Optimierung sind selbstverständlicher Teil des Lebensstils geworden.

ANGST UND SKEPSIS DOMINIEREN.

Diese Gesellschaftsvision erzeugt mehr negative als positive Reaktionen unter den deutschen Befragten: Offen gefragt befanden 51 % der Befragten, die dieses Szenario als am unwahrscheinlichsten einschätzen, Aspekte der gesellschaftlichen Rahmenbedingungen für negativ *(siehe Abbildung 29)*. Besonders die beschriebenen Ausmaße der Leistungsgesellschaft

> Die digitale Transformation hat begonnen und verändert alle Bereiche des Alltags.
> **PETER WIPPERMANN**

und damit verbundene Fragen wie jene, was in einer solchen Gesellschaft mit Alten oder Kranken passiert, stoßen auf Widerstand; ebenso die vollständige Kontrolle und Überwachung über digitale Assistenten und Algorithmen. Insgesamt zu unmenschlich und unpersönlich ist dieses Szenario einem Teil der Befragten. Der Anteil der Befragten, die dieses Szenario für das wahrscheinlichste halten und die diesen Entwicklungen etwas Positives abgewinnen, ist mit 18 % deutlich niedriger. Positiv erwähnt werden dabei das Prinzip der Leistungsgesellschaft, in der belohnt wird, wer etwas leistet, sowie Aspekte der Gesundheitsprävention.

Abbildung 26

DAS SAGEN DIE DEUTSCHEN ZUM SZENARIO
ERNÄHRUNG ZUR SELBSTOPTIMIERUNG IN EINER LEISTUNGSORIENTIERTEN GESELLSCHAFT

Gesellschaftlicher Fortschritt, aber wenig Vorfreude.

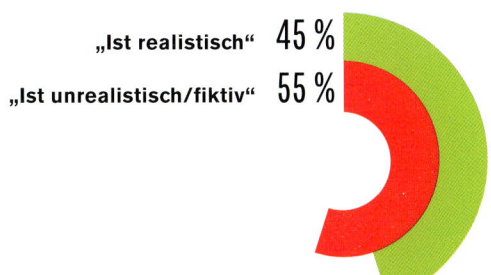
„Ist realistisch" 45 %
„Ist unrealistisch/fiktiv" 55 %

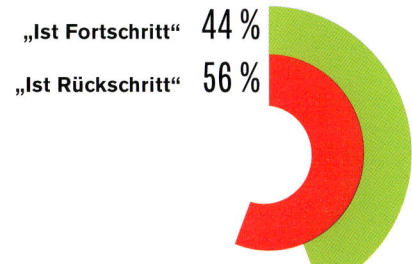
„Ist Fortschritt" 44 %
„Ist Rückschritt" 56 %

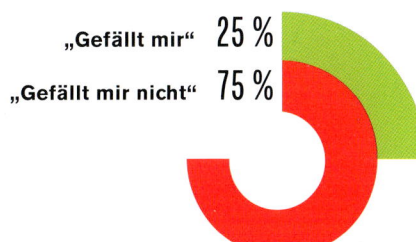
„Gefällt mir" 25 %
„Gefällt mir nicht" 75 %

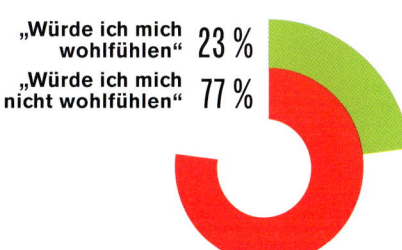
„Würde ich mich wohlfühlen" 23 %
„Würde ich mich nicht wohlfühlen" 77 %

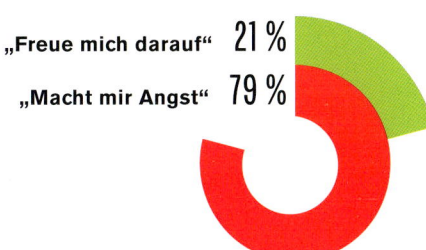
„Freue mich darauf" 21 %
„Macht mir Angst" 79 %

STATISTISCHE ANGABEN: in %; Basis: total n=1.029/Q6: Bitte bewerten Sie nun das Szenario anhand der folgenden Aussagen. Bitte geben Sie mithilfe des Schiebereglers an, wie Sie das Szenario beurteilen.

Was bedeutet Ernährung für uns? Richtiger Input für idealen Output.

In der Hochleistungsgesellschaft wird keine Gelegenheit ausgelassen, die eigene Leistungsfähigkeit zu optimieren. Für die Ernährung bedeutet das: Essen muss nicht nur satt, sondern auch körperlich und mental fit machen. Kaum eine Mahlzeit kommt ohne Zusatzfunktion aus. Sensoren, die in die Kleidung, Produkte und Umgebung integriert sind, beobachten das Ess- und Trinkverhalten und geben Hinweise zur Optimierung. Essen bedeutet weniger Genuss, sondern effektiven Input, der über den richtigen Output des Körpers entscheidet.

FOOD FOLLOWS FUNCTION.

Das Leben ist zum Wettbewerb geworden. Wer seine Kapazitäten am besten ausreizt, gewinnt. Keine Gelegenheit zur Optimierung wird ausgelassen. Die Bedeutung unserer Ernährung verändert sich fundamental: Essen muss nicht nur schmecken und satt machen – es muss den Einzelnen fit und leistungsfähig machen und mit jenen Fähigkeiten ausstatten, die er zum Erreichen seiner Ziele benötigt. Möglichst jede Mahlzeit wird funktional. Viele Nahrungsmittel erhalten Zusatznutzen, die für eine Vielfalt an Lebensbereichen und Zielen relevant sind: mehr körperliche Kraft, Energie und Ausdauer für Sport und anhaltende Anstrengungen; eine höhere mentale Performance, die bei Arbeit und Entscheidungen unter hohem Druck gefragt ist; bessere kreative Leistungen für sich ständig verändernde Herausforderungen. Dazu gehört auch die bessere Fähigkeit zur möglichst effizienten und effektiven Entspannung als Basis für jede weitere Leistung. Detox-Lebensmittel transportieren jene Stoffe aus dem Organismus, die einer optimalen Leistung im Wege stehen könnten.

PERSONALISIERUNG VERSPRICHT BESTES ERGEBNIS.

Den entscheidenden individuellen Wettbewerbsvorteil reizt man nicht durch standardisierte Lösungen aus. Der vielversprechendste Hebel bei der Leistungssteigerung liegt in der Personalisierung. Essen und Nährstoff-Mixes werden den körperlichen Gegebenheiten wie der genetischen Ausstattung, Körperfunktionen und Stoffwechseltypen angepasst. Gleichzeitig werden in der Rezeptur die individuellen Ziele und die tagesaktuelle Verfassung berücksichtigt: Ist ein Sprint oder ein Marathon zu bewältigen? Geht es um körperliche oder geistige Leistung? Ist der Nutzer Abend- oder Morgenmensch? Und natürlich muss die Mahlzeit dem Geschmack des Konsumenten entsprechen.

TECHNIK ALS UNTERSTÜTZER.

Diverse elektronische Helfer beobachten, speichern und optimieren das Ess- und Trinkverhalten der Menschen. Sensor-Apps, integriert in Schmuck- oder Kleidungsstücke, kontrollieren Leistungsniveau, Umweltbedingungen und Nahrungsaufnahme. Nahrungsmittel-Mixes werden auf Basis der gesammelten physikalischen und medizinischen Daten optimiert zubereitet. Smarte Becher checken Inhalt und Inhaltsstoffe und weisen den Verbraucher auf das optimale Trinkverhalten hin. Bei all dem verschwimmen die Grenzen zwischen Leistungssteigerung und Gesundheitsoptimierung. Gesundheit ist die Basis jeder Leistung. Dass die Leistungssteigerung dabei nicht auf Kosten der Gesundheit geht, ist lediglich eine weitere Optimierungsanforderung – und damit eine weitere Variable im individuellen Datenprofil (Quantified Self), die überwacht wird.

GETEILTE MEINUNG.

Essen wird zum kritischen Input, der für maximalen Output zu sorgen hat. Essen bedeutet nicht mehr Genuss und Entspannung, sondern ist die Startrampe für die nächste Leistungsetappe des Tages. Diese Entwicklung wird von Verbrauchern ambivalent gesehen. Die Deutschen können dem Trend zu Funktionalisierung und Personalisierung der Nahrung positive und negative Aspekte abgewinnen. Auf die offene Frage, was an diesem Szenario gefällt oder nicht gefällt, gehen die Antworten auseinander *(siehe Abbildung 29)*: 19 % der Befragten, die dieses Szenario als das wahrscheinlichste einschätzen, nennen auf die offene Frage danach, was ihnen daran besonders gefällt, einen Aspekt, der dem Thema „Einstellung zur Ernährung" zugeordnet werden kann. Am wichtigsten dabei ist das Element der gesunden Ernährung, gefolgt von den Möglichkeiten personalisierter Nahrungsmittel. Auf der anderen Seite nennen auch 18 % der Befragten, die dieses Szenario als das am wenigsten wahrscheinliche einschätzen, auf die offene Frage, was ihnen daran nicht gefällt, ebenfalls etwas, das mit der Einstellung zur Ernährung zu tun hat. Auch hier werden in den Kommentaren die personalisierten Nahrungsmittel am häufigsten erwähnt.

VERLÄSSLICHKEIT UND KONTROLLE FÜR MODERNE MULTI-OPTIONALE.

Problembewusste Ältere sind unter den Fans dieses Szenarios am stärksten überdurchschnittlich repräsentiert (19 %, gegenüber 12 % im Bevölkerungsschnitt; *siehe Abbildung 28*). Sie können sich vor allem mit den Self-Tracking-Funktionen anfreunden. Ebenso fühlen sich Gehetzte (19 %, gegenüber 13 % im Bevölkerungsschnitt) von diesem Angebot angesprochen: Nicht der Takt der Mahlzeiten, sondern der Leistungstakt des Menschen steht im Vordergrund. Aber auch Moderne Multi-Optionale spricht dieses Szenario überdurchschnittlich stark an. 23 % jener Verbraucher, denen dieses Szenario gefällt, zählen zu dieser Gruppe, während sie im Bevölkerungsschnitt lediglich 20 % darstellen. Moderne Multi-Optionale haben hohe Ansprüche an ihre Umwelt und sich selbst, dabei wenig Zeit und immer viel zu tun. Diesem Ernährungstypen spielt das vielfältige, schnelle und leistungsfördernde Angebot, das sich gut in einen dichten Alltag integrieren lässt, in die Hände. Allen dreien bietet dieses Szenario Verlässlichkeit und Kontrolle. Außerdem passt es zu ihrem meist gering strukturierten Alltag. Auffällig wenig werden die Leidenschaftslosen mit dieser Zukunftsperspektive warm (4 %, gegenüber 16 % im Bevölkerungsschnitt). Leidenschaftslose sind in der Regel zufrieden mit ihrer Situation. Ihnen ist das Getriebensein dieses Szenarios fremd. Auch zeigen sie kein Interesse an Aspekten der Selbstoptimierung oder körperlicher Fitness.

Abbildung 27

DAS SAGEN DIE DEUTSCHEN ZUM SZENARIO
ERNÄHRUNG ZUR SELBSTOPTIMIERUNG IN EINER LEISTUNGSORIENTIERTEN GESELLSCHAFT

Gemischte Gefühle überwiegen.

TOTAL
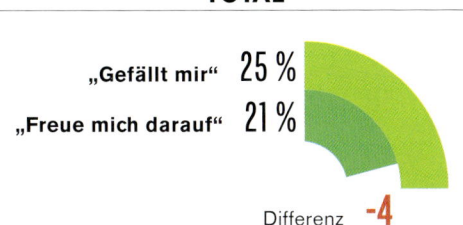
„Gefällt mir" 25 %
„Freue mich darauf" 21 %
Differenz -4

18–39 JAHRE
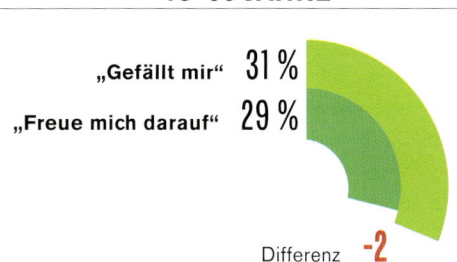
„Gefällt mir" 31 %
„Freue mich darauf" 29 %
Differenz -2

40–59 JAHRE
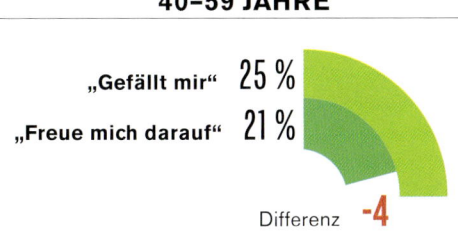
„Gefällt mir" 25 %
„Freue mich darauf" 21 %
Differenz -4

60+ JAHRE
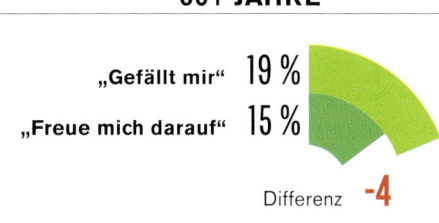
„Gefällt mir" 19 %
„Freue mich darauf" 15 %
Differenz -4

MÄNNLICH
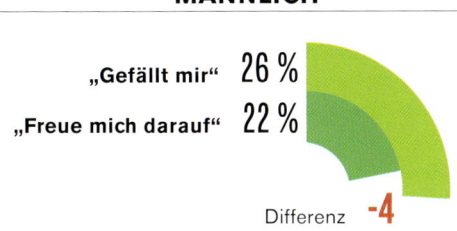
„Gefällt mir" 26 %
„Freue mich darauf" 22 %
Differenz -4

WEIBLICH
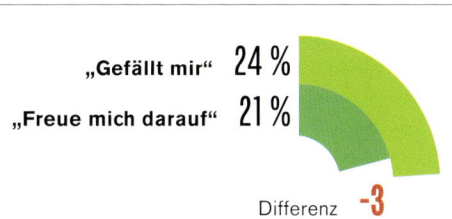
„Gefällt mir" 24 %
„Freue mich darauf" 21 %
Differenz -3

STATISTISCHE ANGABEN: in %, Basis: total n=1.029, 18–39 J. n=326, 40–59 J. n=383, 60+ J. n=320, männlich n=502, weiblich n=527
Q6: Bitte bewerten Sie nun das Szenario anhand der folgenden Aussagen. Bitte geben Sie mithilfe des Schiebereglers an, wie Sie das Szenario beurteilen.

Wie essen wir?
Zeitlich flexibel und individuell.

Essen ordnet sich den Anforderungen des Hochleistungsalltags unter. Gegessen wird, wenn gerade genug Zeit ist und was sich auch nebenher während einer anderen Tätigkeit verspeisen lässt. Das Ergebnis – sprich: die Leistungssteigerung, die aus dem Verzehr resultiert – ist ohnehin wichtiger als das Erlebnis beim Essen selbst. Die besten Ergebnisse versprechen personalisierte Nahrungsmittel, die auf die individuellen Bedürfnisse zugeschnitten sind.

DAS ENDE DER HAUPTMAHLZEITEN.

Die Individualisierung und Flexibilisierung der Berufs- und Lebenswelten hat alte Muster aufgelöst. Die traditionelle Drei-Mahlzeiten-Kultur wurde durch eine Kultur des Snackings ersetzt. Die Essenszeiten sind völlig flexibel und auch an keine sozialen Gewohnheiten mehr gebunden. Routinen gehören – nicht nur beim Essen – weitgehend der Vergangenheit an. Essen wird in Arbeit und andere Tätigkeiten integriert: in der Warteschlange, im Bus, beim Friseur. Dieses Multitasking macht „One-Hand-Food" wichtiger. Nahrungseinheiten werden punktuell an die Situation angepasst: der Konzentrations-Riegel vor einem wichtigen Meeting, ein Aktivierungs-Snack vor dem Sport oder ein Smoothie zur Entspannung auf der Fahrt nach Hause.

> Unser mobiles Arbeitsleben bestimmt, wann, wo und mit wem wir essen.
>
> **SUNBUL DUBUNI**

GELEGENHEIT DEFINIERT MAHLZEIT.

Die personalisierte und individualisierte Ernährungsweise führt dazu, dass man zunehmend alleine isst – eben wenn man selbst gerade Zeit und Bedarf hat. Die Größe des verfügbaren Zeitfensters definiert, was und wie gegessen wird. Bei wenig Zeit werden Nährstoffpillen geschluckt, die alles enthalten, was der Körper braucht. Das Mittagessen als Produktivitätsfaktor lässt Firmen mehr in Ausstattung, Service und Qualität ihrer Kantinen investieren.

GANZ PERSÖNLICHE LEBENSMITTEL.

Individualisierte Nahrung wird in möglichst kompakter und handlicher Form mitgenommen und bei Gelegenheit schnell konsumiert. Power-Riegel, Nährstoffpillen oder individualisierte Drinks stehen beispielhaft für eine neue Generation an Nahrungsmitteln. Ihre Zusammensetzung wird den individuellen Bedürfnissen des Verbrauchers angepasst. Gegessen wird in den meisten Fällen außerhalb der eigenen vier Wände. Wer zu Hause isst, wählt Fertiggerichte, die qualitativ sehr gut sind: Sie schmecken und enthalten alle wichtigen Nährstoffe. Substitutionsprodukte, also mit Nährstoffen und Aromen angereicherte Substanzen, werden zum Standard. Das Prinzip der Personalisierung etabliert sich auch bei Fertiggerichten und im Out-of-Home-Bereich. Dazu kommen neue Formen der Zubereitung. Laborartige Einrichtungen fertigen aus verschiedenen Basisprodukten wohlschmeckende und nahrhafte Gerichte, die genau den Vorlieben, Voraussetzungen und Zielen des Verbrauchers entsprechen.

> Ich glaube absolut an die Möglichkeit
> und Fähigkeit von Nahrung,
> meine Leistung zu verbessern.
>
> **PEER**

VERHALTENE BEGEISTERUNG FÜR DIESE ESSKULTUR.

Die befragten Verbraucher äußern sich gegenüber dieser Zukunft kritisch. Offen gefragt, was an diesem Szenario gefällt oder nicht gefällt *(siehe Abbildung 29)*, nennen 11 % der Befragten, die dieses Szenario für das wahrscheinlichste halten, die geschilderten Koch- und Verzehrgewohnheiten als etwas Positives; 17 % der Befragten, die dieses Szenario als das am wenigsten wahrscheinliche identifizieren, sehen sie negativ.

> Wir sparen Zeit und investieren sie in Arbeitszeit, Gesundheit, Weiterbildung und unser Netzwerk.
>
> **BIRGIT GEBHARDT**

Abbildung 28

DIESEN NESTLÉ ERNÄHRUNGSTYPEN GEFÄLLT DAS SZENARIO

ERNÄHRUNG ZUR SELBSTOPTIMIERUNG IN EINER LEISTUNGSORIENTIERTEN GESELLSCHAFT

Problembewusste Ältere und Gehetzte sind überproportional vertreten.

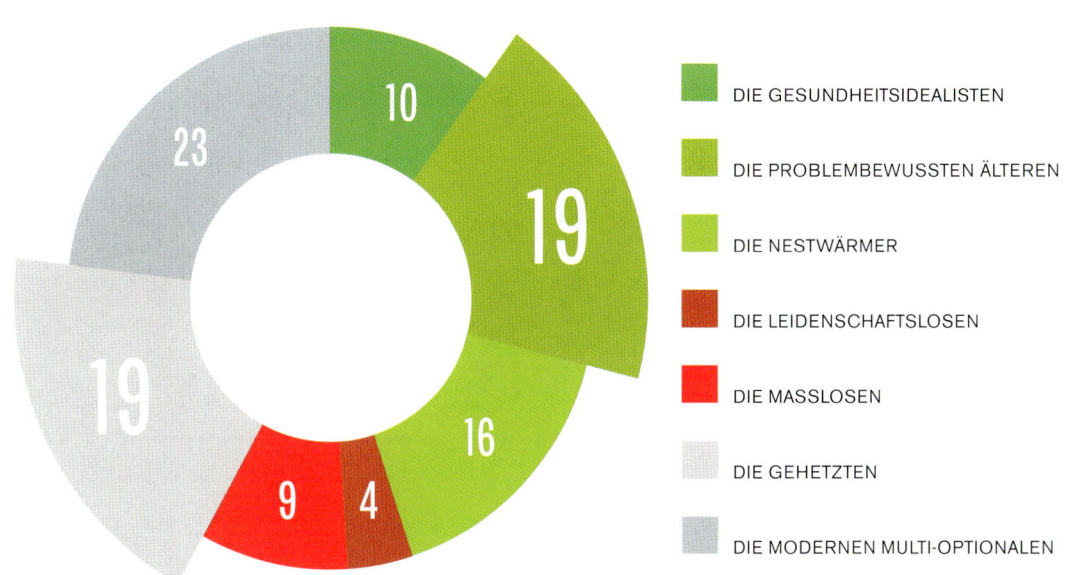

DIE GESUNDHEITSIDEALISTEN

DIE PROBLEMBEWUSSTEN ÄLTEREN

DIE NESTWÄRMER

DIE LEIDENSCHAFTSLOSEN

DIE MASSLOSEN

DIE GEHETZTEN

DIE MODERNEN MULTI-OPTIONALEN

VERGLEICH ZUR GESAMTBEVÖLKERUNG

Lesebeispiel: 19 % der Befürworter des Szenarios sind Problembewusste Ältere (oben). Da diese in der Gesamtbevölkerung zu 12 % vertreten sind, ist ihr Anteil bei den Befürwortern dieses Szenarios um 7 Prozentpunkte höher als in der Gesamtbevölkerung.

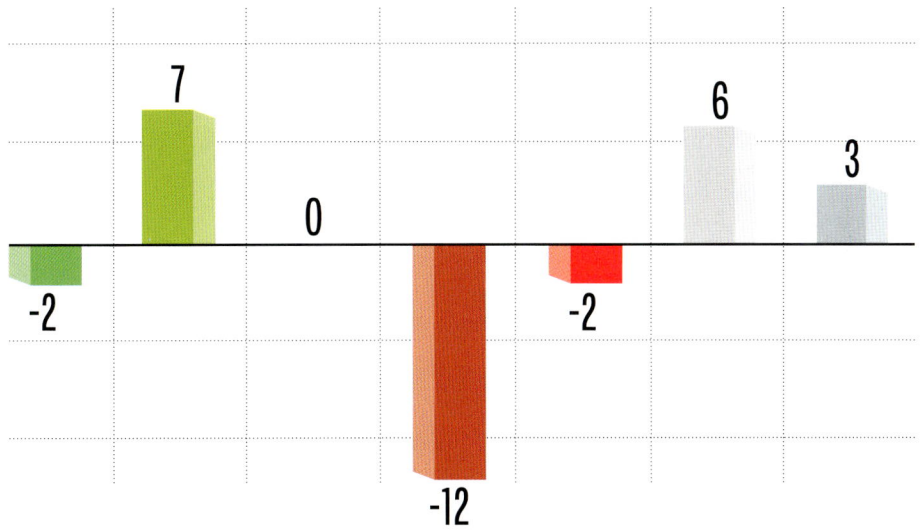

STATISTISCHE ANGABEN: in %; Basis: total n=1.029, Szenario 1 „Gefällt mir" Top 2 n=248 / Q6: Bitte bewerten Sie nun das Szenario anhand der folgenden Aussagen. Bitte geben Sie mithilfe des Schiebereglers an, wie Sie das Szenario beurteilen.

Wie kaufen wir ein?
Effizient, meist online, aber immer individuell.

> Auch beim Einkauf gilt: Das Beste – so schnell wie möglich. Das notwendige Einkaufen muss schnell und effizient abzuwickeln sein. Dabei helfen Online-Plattformen, Flatrates und Lieferangebote. Hier kann effizient auf persönliche Bedürfnisse eingegangen werden. Aber auch Coaching- und Beratungsangebote gehören dazu.

PASSGENAUIGKEIT UND NUTZEN ENTSCHEIDEN.

Wie die Nahrungsaufnahme wird auch das Einkaufen effizienter. Langes Flanieren durch riesige Supermärkte gilt nicht mehr als erstrebenswert. Kurze Wege und schnelle Erledigung des Einkaufs sind die Prämissen. Zu den Nährwerttabellen kommen auf den Packungen deutliche Kennzeichnungen des Produktnutzens. In den Läden – die es in verkleinerter Form immer noch gibt – helfen speziell geschulte Mitarbeiter bei der optimalen Auswahl der Produkte für den individuellen Bedarf. Die Mitarbeiter entwickeln sich zu Ernährungsexperten, die speziell geschult werden und auch hinsichtlich Produktinnovationen immer auf dem neuesten Stand sein müssen. Im Rückgriff auf die individuellen Daten (Quantified Self) werden Nährstoff-Mixes individuell passend zusammengestellt. Persönliche Services im Sinne von Empfehlungen und Beratungen werden zentral von digitalen Systemen unterstützt und ermöglicht.

Die Zukunft des leistungsoptimierten Einkaufs stößt unter deutschen Verbrauchern auf eine geteilte Meinung, wenngleich das Thema insgesamt zu den am wenigsten diskutierten gehört: Nur 6 % bzw. 7 % der Befragten, die dieses Szenario für am wahrscheinlichsten bzw. unwahrscheinlichsten halten, beziehen sich bei der offenen Frage, was daran besonders gefällt bzw. gar nicht gefällt *(siehe Abbildung 29),* auf Aspekte des Lebensmitteleinkaufs.

Abbildung 29

DAS GEFÄLLT UND DAS GEFÄLLT NICHT AM SZENARIO
ERNÄHRUNG ZUR SELBSTOPTIMIERUNG IN EINER LEISTUNGSORIENTIERTEN GESELLSCHAFT

Skepsis gegenüber extremer Leistungsgesellschaft.

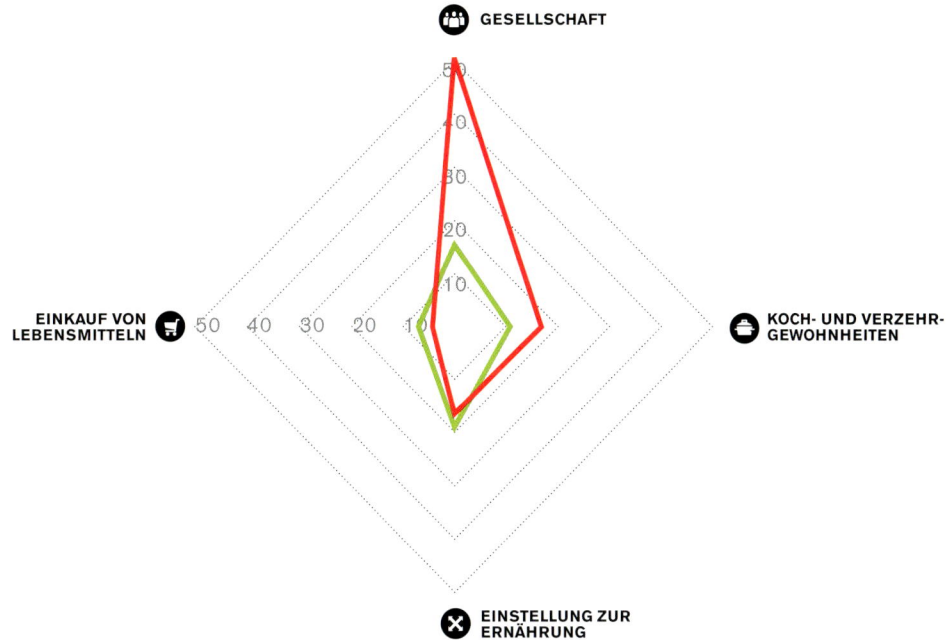

LESEBEISPIEL: Treiber: 19% der positiven offenen Nennungen der Befragten, die dieses Szenario für das wahrscheinlichste halten, beziehen sich auf Aspekte des Themenbereichs Einstellung zur Ernährung (oben). Darunter ist die gesunde Ernährung mit 9% der offenen Nennungen der Spitzenreiter (unten). Barrieren: 51% der negativen offenen Nennungen der Befragten, die dieses Szenario für das am wenigsten wahrscheinliche halten, beziehen sich auf Aspekte des Themenbereichs Gesellschaft (oben). Darunter ist die Leistungsgesellschaft mit 31% der Spitzenreiter der negativen offenen Nennungen (unten).

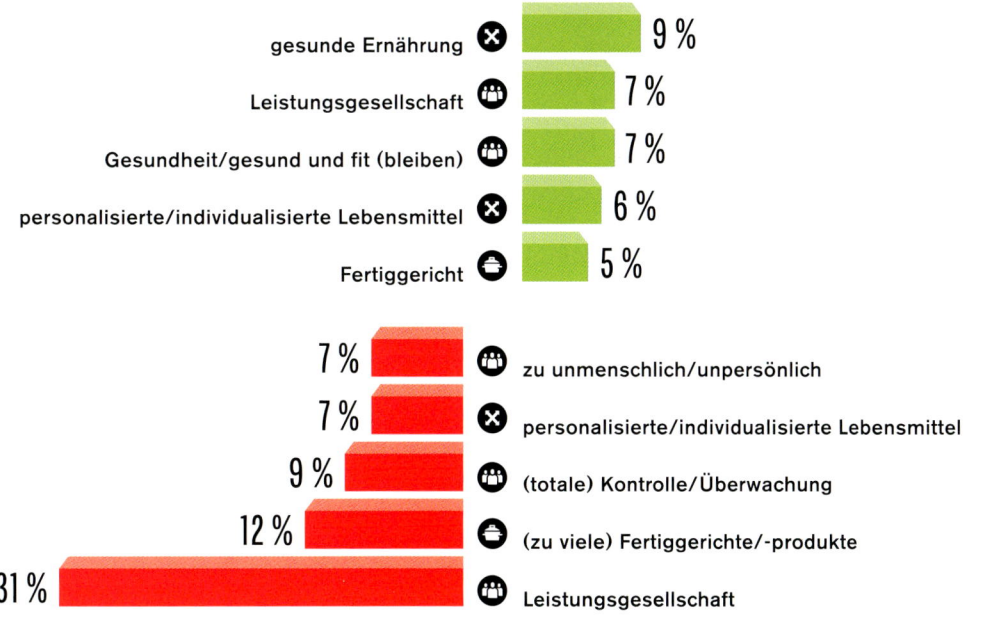

STATISTISCHE ANGABEN: in %; Basis: Szenario 4 lt. Q7 „am wahrscheinlichsten" und „am wenigsten wahrscheinlich", n=164, n=214 / Q8: Sie haben gerade dieses Szenario ausgewählt, das am wahrscheinlichsten eintreffen wird. Bitte geben Sie einmal alles an, was Ihnen an diesem Szenario besonders gefällt. / Q9: Sie haben angegeben, dass dieses Szenario am unwahrscheinlichsten eintreffen wird. Bitte geben Sie einmal alles an, was Ihnen an diesem Szenario überhaupt nicht gefällt. – Jeder Treiber/jede Barriere ist einem Themenbereich (Gesellschaft, Koch- und Verzehrgewohnheiten etc.) zugeordnet.

Was heißt das für Industrie, Handel und Out of Home?

→ **INTELLIGENTE PERSONALISIERUNG.** Individuelle Ernährungslösungen gehören zu den größten Versprechen der Zukunft des Essens. Gewinnen werden hier jene Anbieter, die nicht nur tatsächliche Mehrwerte bieten. Ebenso kritisch sind Personalisierungsprozesse, die nutzerfreundlich und angenehm gestaltet sind, sowie der vertrauenswürdige und respektvolle Umgang mit den Daten des Verbrauchers. Intelligente Personalisierung erfordert auch intensive Beratung und empathische Kundengespräche. Nur so können Nahrungsmittel tatsächlich an die individuellen Ziele des Verbrauchers angepasst werden.

→ **MULTIFUNKTIONAL SEIN.** Weil Funktionalität in der leistungsorientierten Zukunft entscheidend ist, gilt es, Lebensmittel und Out-of-Home-Angebote systematisch auf ihren Zusatznutzen zu prüfen. Das betrifft nicht nur die Funktionalität in der Zusammensetzung der Inhaltsstoffe. Dazu gehören auch das Setting des Einkaufs, z. B. convenient dort, wo sich Gelegenheit zum Essen ergibt, und das Ambiente des Essens selbst.

→ **KLARE POSITIONIERUNG.** Je vielfältiger das Angebot der Lebensmittelbranche wird, umso wichtiger wird eine klare, spezialisierte Positionierung jedes Unternehmens. Im leistungsorientierten Bereich reicht das Spektrum von Lieferangeboten (z. B. Flatrates) mit geringem emotionalem Engagement bis zu Premium- und Boutique-Angeboten. Bei allen beinhaltet das Prinzip der Personalisierung großes Potenzial für den Erfolg. Für Unternehmen gilt es, ihre eigenen Stärken zu identifizieren und konsequent auszubauen. Für alles andere muss ein Netzwerk aus den richtigen Partnern geknüpft werden.

→ **COACHING-ANGEBOTE.** Tatsächliche Leistungssteigerung ist kein triviales Angebot. Hier braucht es Coaches und Experten, die für die Zusammenstellung der optimierten und individuellen Nahrung verantwortlich zeichnen. Das erfordert sehr spezifische Kenntnisse in Bezug auf die körperliche Verfassung (z. B. Genom, Stoffwechseltypen), aber auch Empathie für die Identifikation spezieller Anforderungen wie Nachtarbeit und besondere Konzentrationsfähigkeit. All diese Dinge fließen in die Rezeptur bzw. das

Produkt ein und ermöglichen maximale Anpassung und optimalen Leistungsabruf.

→ **DER POINT OF PERFORMANCE ALS POS.** Essen wird zum legalen Doping. Qualifizierte Lebensmittelanbieter werden dort gebraucht, wo Leistung gefordert ist. Unternehmenskantinen gewinnen an Bedeutung. Wo früher möglichst billig für alle gekocht wurde, entstehen nun Gerichte mit dem Ziel, die einzelnen Mitarbeiter zu Höchstleistungen zu befähigen. Kantinenkost wird hochwertig und höherpreisig. Das rechnet sich aber über die gesteigerte Leistung der Mitarbeiter.

THOMAS DE BUHR

„Unterwegs bin ich beim Familienessen per Laptop dabei."

Herr de Buhr, heute gibt es für jedes Problem eine App fürs Smartphone. Gibt es 2030 überhaupt noch Apps oder Smartphones?

Es ist natürlich schwierig, diese Frage zu beantworten, da sich die Technologie sehr schnell entwickelt. Insofern ist ein langfristiger Ausblick nicht möglich. Grundsätzlich gilt, dass die Geschwindigkeit enorm steigt, in der wir neue Technologien annehmen. Als das iPhone auf den Markt kam, brauchte es 74 Tage, bis eine Million verkauft waren, beim iPad waren es 28 Tage, neuere Technologie wie etwa der Chromecast benötigte nur noch einen Tag. Wir alle sind prinzipiell bereit, neue Dinge zu probieren. Und wenn sie dann auch funktionieren, nehmen wir sie an und integrieren sie in unseren Alltag.

Das Prinzip des Quantified Self boomt aktuell. Was davon wird gerade in Bezug auf unser Ernährungsverhalten bleiben?

Für die Ernährung der Zukunft bedeutet dies, dass alle technischen Möglichkeiten und Lösungen, die zum Beispiel im Rahmen einer leistungssteigernden und den individuellen Bedürfnissen angepassten Ernährung angeboten werden, sicher erst einmal getestet werden. Und wenn sie funktionieren, wenn sie einen Mehrwert besitzen, dann werden sie auch dauerhaft in unser Leben übertragen werden und Einfluss auf unser Verhalten haben.

Das bedeutet aber auch mehr Transparenz und Kontrolle.

Die Technologie ist ja gerade dazu da, mehr Transparenz zu bringen und verschiedene Datenpunkte zusammenzutragen. Nehmen Sie etwa ein Gerät, mit dem ich meine Körperfunktionen ständig überwachen kann, und das Wissen darüber, welche Ernährungsformen für bestimmte Körperfunktionen gesund sind. Wenn wir diese beiden Informationen zusammenbringen und mit einem Online-Lebensmittelhändler vernetzen, könnte über das Matching dieser Informationen ganz einfach ein passender Warenkorb zusammengestellt werden. Diesen kann ich mir direkt im Internet bestellen und lasse mir so die Lebensmittel nach Hause bringen, die ich exakt jetzt benötige. Und das alles kann ohne großen Aufwand funktionieren.

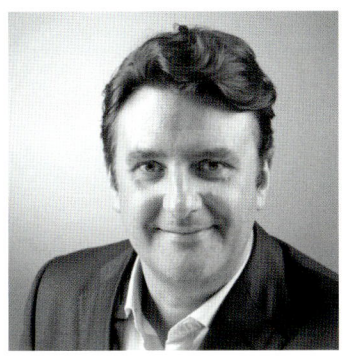

Thomas de Buhr ist Managing Director von Twitter Deutschland. Sein Twitter-Account lautet @debuhrtho.

Aber gebe ich dann nicht zu viel von mir preis?

Meiner Meinung nach werden wir zunehmend ganz neue Währungen sehen. Vor allem an den Stellen, an denen ich innerhalb einer Gruppe oder einer bestimmten Gesellschaftsschicht durch ein ganz bestimmtes Verhalten hervorsteche. Ein gutes Beispiel ist der Automobilbereich: Ein SUV-Fahrer wird anders betrachtet als einer, der ein elektronisches Fahrzeug besitzt. Das wird sich auch auf die Ernährung übertragen und etwa beim Kochen widerspiegeln: Kann ich grundsätzlich gut kochen, möchte ich dies zeigen und für bestimmte Situationen tolle Lösungen bieten. Plattformen wie Chefkoch.de zeigen uns doch schon heute, dass Menschen bereit sind, mit viel Aufwand und Energie ihre Kochkünste abzubilden. Um so dann letzten Endes auch in der Gesellschaft in ihrer entsprechenden sozialen Währung bezahlt zu werden: Anerkennung und Sichtbarkeit.

Welche Veränderung schätzen Sie bis 2030 als die größte ein?

Ich glaube, dass sich insbesondere unsere Kommunikation dadurch komplett verändert, dass wir Menschen immer mobiler werden. Man sieht doch schon heute, dass wir viel mehr unterwegs sind und trotzdem kommunizieren können. Die Zahl der mobilen Geräte, die jeden Tag dazukommt, ist enorm. Und das hat einen signifikanten Einfluss darauf, wie Menschen miteinander sprechen und kommunizieren. Ich selber stelle fest, dass ich mit meiner eigenen Familie auch per Videokonferenz kommuniziere, wenn ich unterwegs bin. Und da kann es schon mal sein, dass wir beim Essen sind, während ich per Laptop daran teilnehme – was nicht heißt, dass ich dann auch esse, aber ich bin einfach dabei.

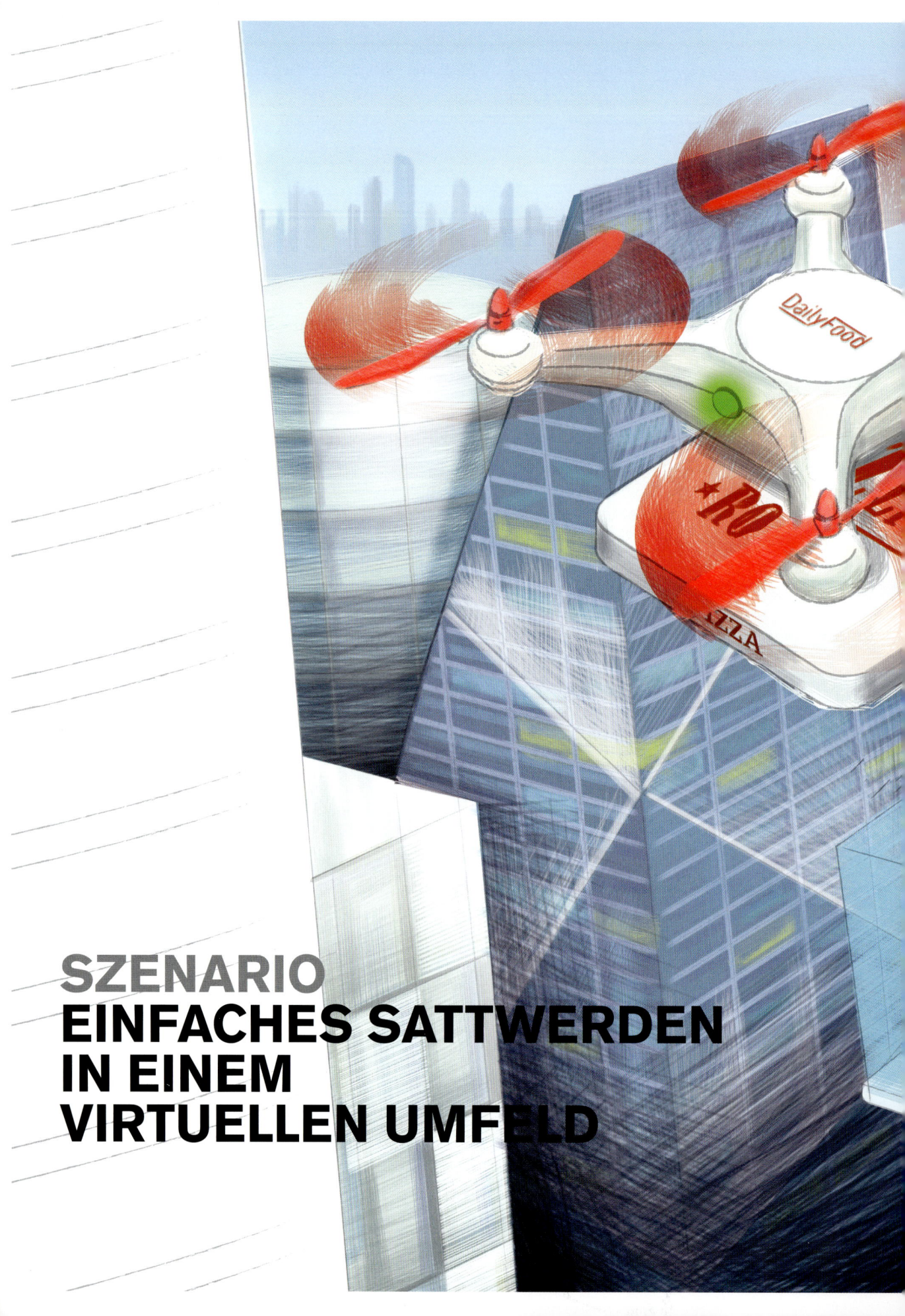

**SZENARIO
EINFACHES SATTWERDEN
IN EINEM
VIRTUELLEN UMFELD**

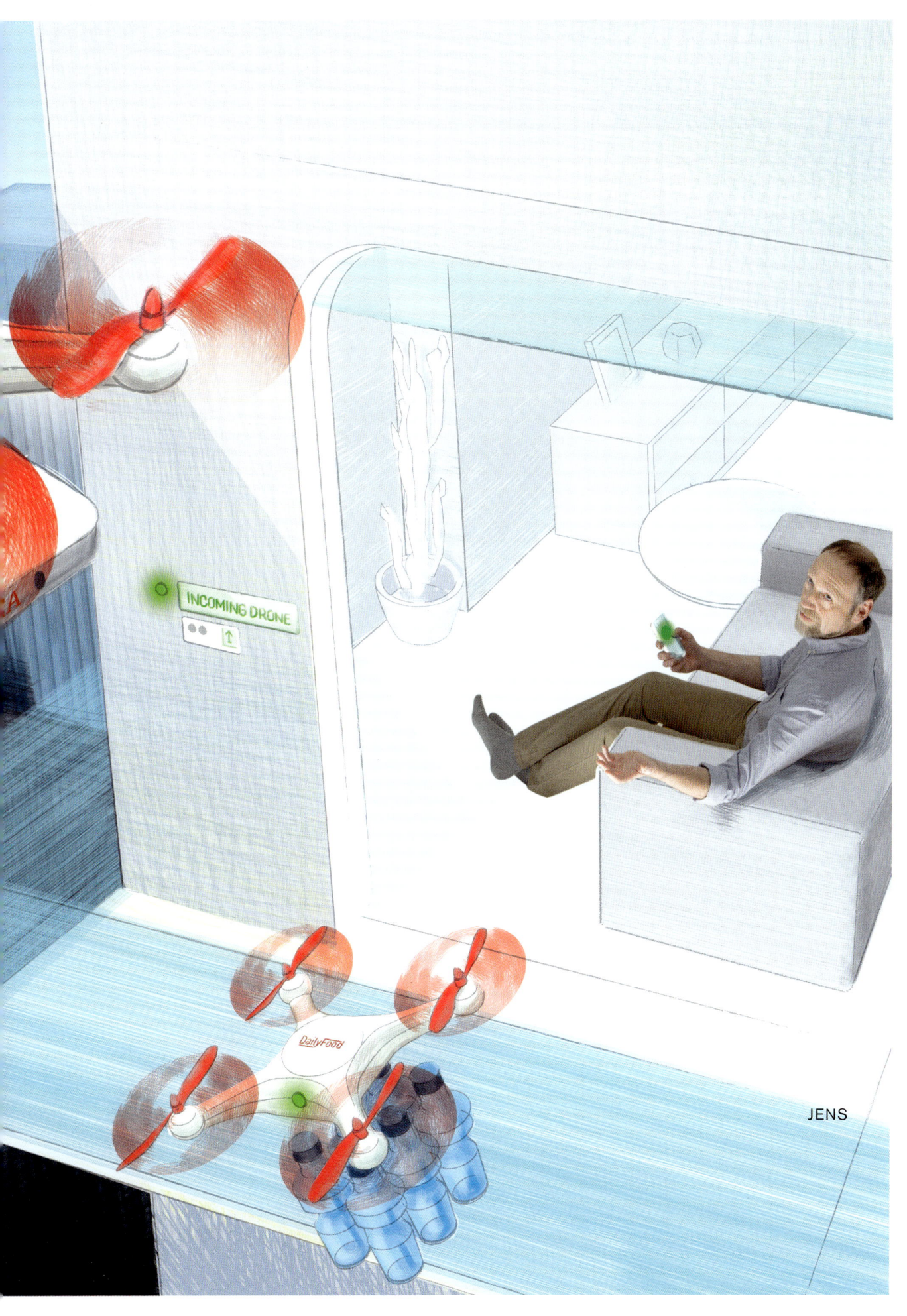

In Zukunft wird man einfach satt.

**Einfachheit entscheidet 2030 über
den Speiseplan im Alltag. Erleichtert gibt
das überforderte oder gleichgültige
Individuum Verantwortung ab, wo es
möglich ist. Hersteller und Handel machen
die passenden Angebote dazu.**

**Zeit, Energie und Gelegenheiten reichen
im Normalfall für eine selbst gekochte
oder in Ruhe genossene Mahlzeit nicht
aus. Man ist zwar mit der Welt verbunden
und voll vernetzt, aber man isst alleine.**

**Diese Zukunftsperspektive schmeckt den
Deutschen wenig:
Nur 13 % sagen, dass sie ihnen gefällt,
14 % freuen sich darauf;** (SIEHE ABBILDUNG 30)
**62 % sehen es als unrealistisch,
für 71 % stellt es einen Rückschritt dar.
Damit schneidet dieses Szenario im
Vergleich zu allen anderen am
schlechtesten ab.**

ANDREAS HACKER

„Die gute Nachricht: Es wird weiter gegessen!"

Herr Hacker, wie wird sich die Fastfood-Landschaft bis 2030 entwickeln? Was wird in 15 Jahren anders sein als heute?
Durch die steigende Anzahl an Single-Haushalten wird der „Außer-Haus-Konsum" zunehmen, und davon werden insbesondere Fastfood- und Fast-Casual-Dining-Anbieter profitieren. Es gibt zwei Gruppen von Konsumenten: diejenigen, für die ein möglichst günstiger Preis im Vordergrund steht, und eine wachsende Gruppe, die bereit ist, für bessere Qualität auch einen (wesentlich) höheren Preis zu bezahlen. Das Fastfood-Angebot wird generell wachsen. Vegetarische und vegane Kost werden eine immer größere Kundengruppe ansprechen, aber trotz allem ein Nischenprodukt bleiben. Die gute Nachricht: Es wird weiter gegessen!

Womit werden Fastfood- und Out-of-Home-Anbieter in Zukunft bei Verbrauchern besonders punkten können?
Die Billiganbieter durch einen extrem günstigen Preis. Die Qualitätsanbieter durch Frische, Transparenz, „home-made" und Regionalität.

Welche Rolle spielen dabei technische Innovationen, welche Rolle Produkt- und Service-Innovationen?
Die technischen Innovationen werden sich hauptsächlich in einer Beschleunigung des Bestell- und Bezahlvorgangs niederschlagen. Mit den Produktinnovationen geht es wie mit der Mode: Es war alles schon mal da. Qualitätsanbieter werden sich immer mehr durch gut trainierte, freundliche und zuvorkommende Mitarbeiter im Service differenzieren.

Die Zukunft der Ernährung ist unter anderem geprägt von der gesellschaftlichen Polarisierung zwischen Ober- und Unterschicht. Wie schlägt sich diese Entwicklung im Angebot des Fastfood- und Out-of-Home-Sektors nieder?
Billigangebote für die Unterschicht und höhere Preise, gerechtfertigt durch qualitativ hochwertige, frische Produkte, für die Oberschicht. Die Mittelschicht wird in puncto Essen immer mehr zur Oberschicht. Man differenziert sich weniger über die Anzahl der PS und die Größe des Autos als darüber, wo, wie und was man isst.

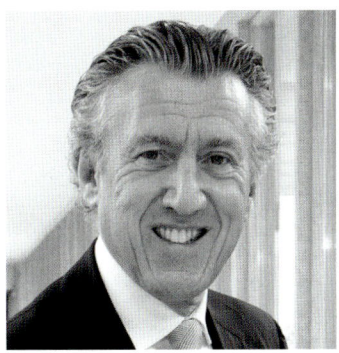

Andreas Hacker ist aktuell CEO der TriplEAT Holding AG. 28 Jahre lang war er für McDonald's tätig, davon 15 Jahre als CEO für Zentraleuropa und Zentralasien. Als erster Nichtamerikaner war er im Board of Directors.

Welche ethische Verantwortung ergibt sich aus diesen Entwicklungen für Unternehmen der Lebensmittelindustrie?

Don't lie to the customer. Der überwiegende Teil der Lebensmittelindustrie ist nach wie vor preisgetrieben und hintergeht den Konsumenten wo immer möglich: Massentierhaltung, irreführendes Labeling, verklausulierte Beschreibungen der Inhaltsstoffe, sinkende Mengen bei gleichbleibender Verpackungsgröße, Einsatz von Pestiziden, genmanipulierte Rohstoffe, aberwitzige Transportwege durch ganz Europa, um in Niedriglohnländern produzieren zu können, und so weiter. Die größte Verantwortung besteht darin, dem Konsumenten klarzumachen, dass Lebensmittelqualität Geld kostet.

„Einfaches Sattwerden" ist in anderen Teilen der Welt eine viel größere Herausforderung als in Deutschland. Wie sehen Sie die Chancen auf eine Reduzierung des Hungers bis 2030? Welche Entwicklungen geben Anlass zur Hoffnung?

Es gibt nicht den geringsten Anlass zur Hoffnung! Im Gegenteil, die Weltbevölkerung wächst in den armen Ländern überproportional stark an. Besonders die Schwellenländer benötigen mehr Rohstoffe und Anbaugebiete, und das Bewusstsein im Umgang mit Lebensmitteln in den reichen Ländern wird sich bei der Masse der Bevölkerung nicht wirklich ändern. 21 % aller gekauften Lebensmittel wandern in Deutschland jedes Jahr in den Müll. Der Abfall beim Produzenten und Anbieter ist hier noch gar nicht erfasst.

In welcher Welt leben wir?
Komplexität in jeder Hinsicht.

Die Komplexität und die Vernetzung unserer Lebenswelt haben 2030 einen vorläufigen Höhepunkt erreicht. Die Vernetzung hat den Aktionshorizont des Einzelnen enorm vergrößert. Jederzeit mit jedem digital verbunden, verbringt man dennoch den Großteil der Zeit tatsächlich alleine. Das Gefühl von Undurchschaubarkeit, Unkontrollierbarkeit und Unsicherheit steigt. Ein gelungenes Leben ist anspruchsvoll: Leistungsanforderungen und Verantwortung steigen, die Lebenskosten nehmen zu. Leistbarkeit und Einfachheit erfahren höchste Priorität.

GLOBAL, VERNETZT, KOMPLEX.

2030 ist die Welt noch komplexer geworden. Und mit ihr unser Alltag. Angebote, die unser Leben einfacher machen, sind wertvoller denn je. Jeden Tag scheint sich die Welt neu zu erfinden. Das System, in dem sich der Einzelne zurechtfinden muss, umfasst dank Globalisierung und Vernetzung nicht weniger als die ganze Welt. Digitale Technologien unterstützen den Einzelnen in vielen Belangen, erhöhen aber auch das Komplexitätslevel des Lebens: Ein persönliches Datenprofil (Quantified Self) erfüllt seinen Zweck nur, wenn auf die abgeleiteten Empfehlungen und Optimierungen auch reagiert wird. Die Anzahl der zu berücksichtigenden Variablen in Lebens- und Alltagsplanung steigt.

SMART UND BEQUEM.

Unser Lebensraum ist vollständig vernetzt. Das Internet der Dinge ließ unsere Umgebung smart werden: Sensoren und Chips sind in unsere Umgebung integriert. Produkte, unsere Wohnumgebung und unsere Kleidung beobachten, wie sich der Einzelne verhält. Basierend auf der Auswertung dieser Daten und vorhersagender Algorithmen werden Schlüsse über das Verhalten und die Präferenzen des Einzelnen gezogen: Von der Einstellung der Heizung über die Auswahl der Hintergrundmusik bis zur passenden Beleuchtung passt sich das Wohnumfeld an die errechneten Vorlieben des Nutzers an, ohne dass dieser dafür noch irgendein Gerät bedienen müsste.

SELBSTBESTIMMT UND VERNETZT, ABER ALLEINE.

In den Städten leben immer mehr Menschen auf immer weniger Raum. Der Anteil allein lebender Menschen ist maßgeblich gestiegen. Alltagsroutinen haben sich aufgelöst. Jeder lebt seinen eigenen Lebensrhythmus. Man plant und verlebt den Alltag zum großen Teil alleine – gemeinsam mit anderen etwas zu tun bedarf einer expliziten Verabredung. Gefördert wird diese Entwicklung von der Virtualisierung und Digitalisierung der Ar-

> Smartphones und digitale Netzwerke organisieren soziale Nähe.
> **PETER WIPPERMANN**

beits- und Lebenswelten. Man kommt ohne Probleme durch den Tag, ohne jemandem persönlich zu begegnen. Viele Menschen arbeiten mobil, von zu Hause oder von dezentralen Arbeitsplätzen aus. Teams arbeiten global zusammen. Die Frage gemeinsamer, fixer Arbeitsplätze stellt sich für viele gar nicht. Für einen guten Teil der Bevölkerung hat die virtuelle Welt einen großen Teil der analogen Welt ersetzt. Das bedeutet nicht zwangsläufig Einsamkeit. Vielmehr macht die maximale Selbstbestimmung über die persönlichen Kontakte die zufälligen Begegnungen überflüssig.

UNBEHAGEN DOMINIERT.

Die deutschen Verbraucher können sich mit diesem Blick in die gesellschaftliche Zukunft nur wenig anfreunden. Auf die offene Frage, was daran nicht gefällt, antworten 41 % der Verbraucher, die dieses Szenario für das unwahrscheinlichste halten, mit Aspekten, die den gesellschaftlichen Rahmenbedingungen zugeordnet werden können *(siehe Abbildung 33)*: Am meisten missfällt, dass keine Notwendigkeit mehr besteht, die Wohnung zu verlassen, und die aus der Virtualisierung resultierende Isolation. Auf der anderen Seite fällt 17 % der Befragten, die dieses Szenario als das wahrscheinlichste einschätzen, etwas Positives zu den gesellschaftlichen Lebensumständen ein. Dabei schlägt vor allem die Wertigkeit des „Einfachen und Praktischen" zu Buche.

Abbildung 30

DAS SAGEN DIE DEUTSCHEN ZUM SZENARIO
EINFACHES SATTWERDEN IN EINEM VIRTUELLEN UMFELD

Einfach satt? Unrealistisch und ein Rückschritt.

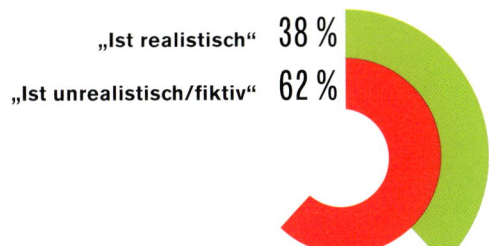
„Ist realistisch" 38 %
„Ist unrealistisch/fiktiv" 62 %

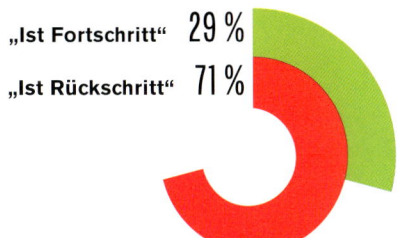
„Ist Fortschritt" 29 %
„Ist Rückschritt" 71 %

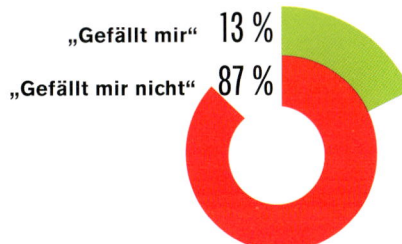
„Gefällt mir" 13 %
„Gefällt mir nicht" 87 %

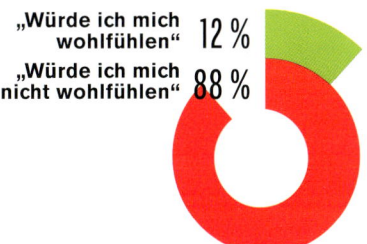
„Würde ich mich wohlfühlen" 12 %
„Würde ich mich nicht wohlfühlen" 88 %

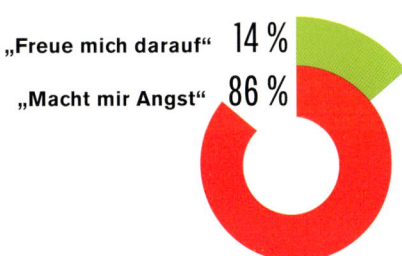
„Freue mich darauf" 14 %
„Macht mir Angst" 86 %

STATISTISCHE ANGABEN: in %; Basis: total n=1.029 / Q6: Bitte bewerten Sie nun das Szenario anhand der folgenden Aussagen. Bitte geben Sie mithilfe des Schiebereglers an, wie Sie das Szenario beurteilen.

Was bedeutet Ernährung für uns?
Einfach und schnell soll es sein.

Essen wird zum weiteren Task, den es möglichst effizient zu erledigen gilt: Günstig, einfach und schnell sind die zentralen Anforderungen an die Ernährung der Zukunft. "Gut genug statt perfekt" gilt für die Mahlzeiten im Alltag. Die Angebote der Lebensmittelbranche unterstützen diese Erwartungen mit günstigen, funktionalen Angeboten, die auch Features der Premiumklasse aufweisen.

ESSEN ALS WEITERES TO-DO.

Der Einzelne steht unter dem Druck vieler und vielfältiger Aufgaben und Verantwortlichkeiten. Unter diesen Bedingungen gerät Essen lediglich zu einer weiteren Aufgabe, die wie alle anderen auch rationalen Effizienzüberlegungen unterworfen wird: Wie erledigt man diese Aufgabe bei möglichst geringem Mitteleinsatz? Essen wird in den meisten Fällen als Notwendigkeit gesehen, die schnell und unkompliziert bewerkstelligt werden soll. Dank der Angebote der Lebensmittelbranche ist das auch möglich. Niemand ist gezwungen, viel Zeit und Energie in seine Mahlzeiten zu investieren.

MENÜ: EINFACH SATT.

Für den großen Teil des Alltags reicht „einfach satt". Angesichts dieser Anforderungen - schnell, unaufwendig, leistbar - ist man pragmatisch: Man ist offen für günstige Substitute und künstliche Ernährungsangebote, zumal der Geschmack nicht zu wünschen übrig lässt. Diese Offenheit ist aber nicht nur der Qualität dieser Produkte geschuldet, sondern auch der Tatsache, dass sich der durchschnittliche Konsument frische Lebensmittel nicht jeden Tag leisten kann.

GUT GENUG IST DAS NEUE BESSER.

Im Alltag muss es ohnehin nicht perfekt sein - 2030 gilt „gut genug" als neuer Qualitätsmaßstab. Und: 2030 ist „gut genug" besser denn je zuvor. Für die besondere Erlebnisqualität, die über einen guten Geschmack hinausgeht, fehlt den meisten im Alltag ohnehin die Zeit. Aber auch die Gelegenheiten sind rar: Im fragmentierten, individualisierten Alltag geht jeder seiner eigenen Wege. Die Gelegenheit zu einem genussvollen, gemeinsamen Mahl ergibt sich nur selten. Alleine nimmt man sich weder Zeit noch Muße für sein Essen. Für den größeren Teil der Zeit tut es also die schnelle, günstige und mobile Variante. Auch um die eigenen Ressourcen auf zwei oder drei besonderen Mahlzeiten im Monat fokussieren zu können.

PREMIUM-ERWARTUNGEN BEI MINIMUM-BUDGETS.

Gleichzeitig sind durch die vorhandenen Premiumangebote insgesamt die Ansprüche an die Ernährung gestiegen. Das gilt für den Geschmack, aber auch für Themen wie Gesundheit, Ressourcenschonung, Gemeinschaft oder Leistungssteigerung. Auch von günstigen Angeboten wird eine grundlegende Berücksichtigung dieser Ansprüche erwartet. Die Fortschritte in diesen Bereichen sind zu den günstigen Produktsortimenten durchgesickert. Hochfunktionale Elemente wie Nahrungsergänzungsmittel und Detox-Pillen sind ein wichtiger Bestandteil: Sie garantieren, dass dem Verbraucher auch bei einer pragmatischen Ernährungsweise nichts an Nährstoffen fehlt und zu viel Fett und Kalorien schnell abgebaut werden. Niemand muss sich zeitraubende Gedanken um seine Gesundheit machen.

SKEPSIS ÜBERWIEGT.

Diese Einstellung zur Ernährung stößt auf wenig Gegenliebe. 26 % der offen Befragten, die dieses Szenario für das unwahrscheinlichste halten, nennen einen Aspekt dieser Kategorie als etwas, was an diesem Szenario nicht gefällt *(siehe Abbildung 33)*: Die meisten können sich nicht mit Pillen und

Das Fastfood-Angebot wird generell wachsen. **ANDREAS HACKER**

anderen medikamentartigen Nahrungsmitteln anfreunden; andere stoßen sich daran, dass Essen zur Nebensache verkommt bzw. auf das Sattmachen reduziert wird. Auf der anderen Seite nennen nur 6 % der Befragten, die dieses Szenario als das wahrscheinlichste wahrnehmen, positive Aspekte *(ebd.)*: Die meisten von ihnen mögen es, wie einfach es ist, schnell satt zu werden.

AM ATTRAKTIVSTEN FÜR PROBLEMBEWUSSTE ÄLTERE, GEHETZTE UND MASSLOSE.

Problembewusste Ältere finden dieses Szenario überdurchschnittlich attraktiv: 20 % der Anhänger sind diesem Ernährungstyp zuzurechnen, während er unter allen Verbrauchern lediglich 12 % einnimmt. Für Problembewusste Ältere stehen ihre eigene Gesundheit und ein längeres Leben im Mittelpunkt. In der Wahl der Mittel dafür sind sie sehr offen und undogmatisch. Daher können sie einfachen und unkomplizierten Methoden wie der „Pille danach" nach einem üppigen Mahl durchaus etwas abgewinnen. Aber die Möglichkeiten schnellen, einfachen Konsums spielen auch den Bedürfnissen der Nestlé Ernährungstypen der Gehetzten und Maßlosen in die Hände. Unter den Befragten, denen dieses Szenario gefällt, sind rund 16 % dem Ernährungstyp des Maßlosen zuzurechnen (im Gegensatz zu 11 % im Bevölkerungsschnitt); 18 % der Fans sind Gehetzte, die in der Gesamtbevölkerung lediglich einen Anteil von 13 % einnehmen *(siehe Abbildung 32)*. Maßlose schätzen die Einfachheit und Unkompliziertheit einer Mahlzeit. Gehetzte wiederum wollen und können nicht viel Zeit in ihre Mahlzeiten investieren. Auffällig unterdurchschnittlich repräsentiert ist hingegen der Ernährungstyp des Leidenschaftslosen: 16 % aller Deutschen gelten als leidenschaftslose Esser; unter den Anhängern dieses Szenarios sind es lediglich 6 %. Leidenschaftslose zeigen – so wie in den anderen Szenarien auch – auch hier kein Interesse neuen Ernährungsformen. Sie sind zufrieden mit dem gegenwärtigen Zustand, machen sich darüber aber auch keine weiteren Gedanken. Im Hinblick auf Unterschiede in der Aufgeschlossenheit zwischen den Geschlechtern fällt auf, dass Männer diesem Szenario offener gegenüberstehen als Frauen. 17 % der männlichen Befragten freuen sich darauf *(siehe Abbildung 31)*, während das nur für 11 % der Frauen gilt. Außerdem äußern Männer öfter, dass sie sich explizit auf dieses Szenario freuen, als dass es ihnen bloß gefällt.

Abbildung 31

DAS SAGEN DIE DEUTSCHEN ZUM SZENARIO
EINFACHES SATTWERDEN IN EINEM VIRTUELLEN UMFELD

Männer sind aufgeschlossener.

TOTAL
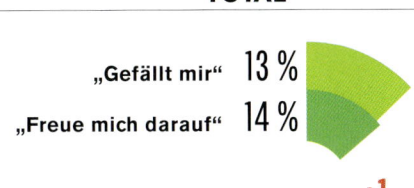
„Gefällt mir" 13 %
„Freue mich darauf" 14 %
Differenz +1

18–39 JAHRE
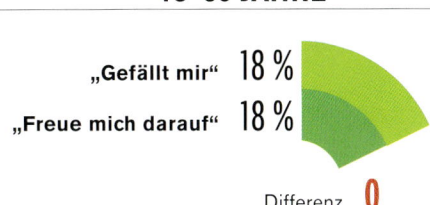
„Gefällt mir" 18 %
„Freue mich darauf" 18 %
Differenz 0

40–59 JAHRE
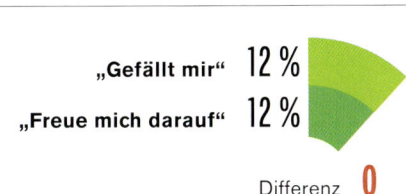
„Gefällt mir" 12 %
„Freue mich darauf" 12 %
Differenz 0

60+ JAHRE
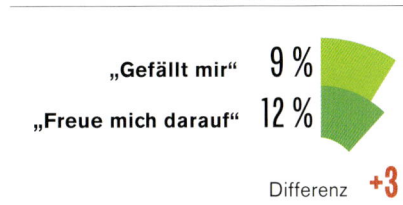
„Gefällt mir" 9 %
„Freue mich darauf" 12 %
Differenz +3

MÄNNLICH
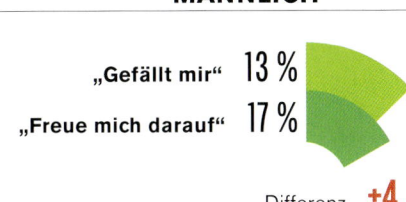
„Gefällt mir" 13 %
„Freue mich darauf" 17 %
Differenz +4

WEIBLICH
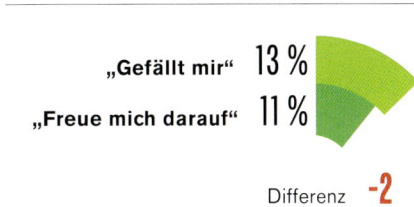
„Gefällt mir" 13 %
„Freue mich darauf" 11 %
Differenz −2

STATISTISCHE ANGABEN: in %, Basis: total n=1.029, 18–39 J. n=326, 40–59 J. n=383, 60+ J. n=320, männlich n=502, weiblich n=527
Q6: Bitte bewerten Sie nun das Szenario anhand der folgenden Aussagen. Bitte geben Sie mithilfe des Schiebereglers an, wie Sie das Szenario beurteilen.

Wie essen wir?
Ohne Experimente, aber aus dem 3-D-Drucker?

Wer 2030 essen will, muss dafür weder kochen können noch einkaufen gehen. Bestellungen werden online aufgegeben, Mahlzeiten werden geliefert. Snacks werden der Gelegenheit angepasst. In vielen Wohnungen ist die "Kochgelegenheit" auf einen 3-D-Drucker reduziert. Egal wie man isst - wichtig ist: keine Experimente. Man setzt auf bekannte Mahlzeiten und schätzt gewohnte Geschmackserlebnisse.

VERLORENES KULTURGUT: KOCHEN.

2030 gilt es, den Aufwand für das Essen zu reduzieren. Das Selberkochen ist für den Alltag in diesem Szenario keine Option mehr. Das ist nicht nur dem Mangel an Zeit und Muße zuzuschreiben. Auch andere Rahmenbedingungen begünstigen die Entwicklung: Das knappe und teure Wohnraumangebot führt zu kleineren Wohnungen, die gänzlich ohne Küche auskommen. Stattdessen gibt es kompakte Geräte, die für die Zubereitung von Fertiggerichten verwendet werden: 3-D-Drucker fertigen aus Grundstoffen verschiedene Snacks und kleine Mahlzeiten an. Die Fertiggerichte- und Snack-Kultur des ausgehenden 20. Jahrhunderts hat auch dazu geführt, dass große Teile der Bevölkerung gar nicht mehr kochen können. Wer nicht als Kind bereits in Kontakt mit regelmäßig selbst gekochten Mahlzeiten gekommen ist, erwartet eine solche Esskultur auch nicht im Erwachsenenalter. Mangels kochkompetenter Vorbilder im Alltag - abseits der Fernsehköche und Foodblogger - werden die Grundkenntnisse des Kochens nicht mehr weitervermittelt. Das betrifft vor allem Menschen aus den unteren sozialen Schichten, die abhängiger von Konsumangeboten werden. Die Angebote der Lebensmittelindustrie ermöglichen befriedigende Geschmackserlebnisse ohne den Aufwand des Selberkochens.

DIE DETOX-PILLE HILFT.

Weil die Verantwortung des Einzelnen an allen Ecken und Enden zunimmt, ist man froh, wenn sich eine Gelegenheit ergibt, Verantwortung abzugeben. Das ist beim Essen 2030 einfach möglich, z. B. durch Functional Foods wie die „Detox-Pille" nach ungesunden oder üppigen Mahlzeiten. Solche Angebote sind beliebt, weil sie vom Konsumenten keine zusätzliche Verhaltensänderung oder Selbstdisziplinierung verlangen.

ESSEN OHNE EXPERIMENTE.

In diesem Szenario haben die Verbraucher zwar Lust aufs Essen, aber es fehlt ihnen an Zeit, Gelegenheit, Muße und Können, selbst Mahlzeiten zu organisieren, zuzubereiten und danach auch noch aufzuräumen. Unternehmenskantinen sind wichtige Versorgungsstellen. Im Allgemeinen verlässt man sich hier auf bekannte Angebote. Die Auswahl muss nicht unbedingt

> Immer mehr Menschen fehlen die Fertigkeiten, um aus Grundzutaten gutes Essen zu kreieren.
> **THOMAS ELLROTT**

groß sein – das würde den Auswahlprozess nur verkomplizieren. Gegessen wird, was man kennt. Serviert wird, was dem Kunden laut Kundenprofil bereits einmal geschmeckt hat. Es ist nicht notwendig, Experimente einzugehen. Man schätzt, dass man weiß, wie es schmecken wird.

ESSEN IST FERTIG. IMMER.

Auch zu Hause muss man nicht selber kochen. Entweder man nimmt sich auf dem Heimweg von einem Take-away-Anbieter etwas mit, oder man bestellt beim Lieferservice. Diese bieten günstige Abo-Modelle, die dem Kunden zur gewünschten Zeit eine warme Mahlzeit zur Wohnung servieren oder per Drohne zustellen. Wer auf etwas anderes Lust hat, bedient sich seines Vorrats an Fertiggerichten, die aufgewärmt werden, oder Grundmischungen, die im 3-D-Drucker zur Mahlzeit geformt werden. Auf der anderen Seite gibt es auch ein breites Sortiment an Gerichten, die ohne weitere Zubereitung verzehrt werden. Grundnahrungsmittel wie Mehl, Eier oder Zucker, die dafür da sind, dass sie verkocht werden, finden sich nicht mehr

> Ich entklappe meinen zukünftigen
> "Herd", wenn ich ihn brauche.
> Ansonsten ist er gar nicht anwesend.
> **JENS**

in den Lebensmittelschränken von Otto Normalverbraucher. Stattdessen hat jeder einen Vorrat an Fertiggerichten, Grundmischung oder Nährstoff-Mixes zu Hause.

SCHMECKT NICHT.

Diese Vorstellung vom Essen der Zukunft schmeckt den deutschen Verbrauchern heute (noch?) nicht: 44 % der Befragten, die dieses Szenario für am unwahrscheinlichsten halten, nennen auf die offene Frage, was ihnen daran nicht gefällt, eine Koch- oder Verzehrgewohnheit *(siehe Abbildung 33)*. Keinem anderen Szenario und seinen Koch- und Verzehrpraktiken gegenüber wird mehr Skepsis geäußert als dem oben beschriebenen: Jeder fünfte Befragte stößt sich an der Vorstellung von 3-D-gedruckten Mahlzeiten; ebenso viele mögen keine Fertiggerichte im Allgemeinen; ebenso viele kritisieren, dass zu Hause nicht mehr gekocht wird. Die befürwortenden Kommentare sind dagegen verschwindend wenige: Nur 5 % der Befragten, die dieses Szenario für das wahrscheinlichste halten, fällt dazu auch etwas Positives zum Kochen und Essen ein *(siehe Abbildung 33)*.

Abbildung 32

DIESEN NESTLÉ ERNÄHRUNGSTYPEN GEFÄLLT DAS SZENARIO
EINFACHES SATTWERDEN IN EINEM VIRTUELLEN UMFELD

Problembewusste Ältere, Gehetzte und Maßlose am meisten angesprochen.

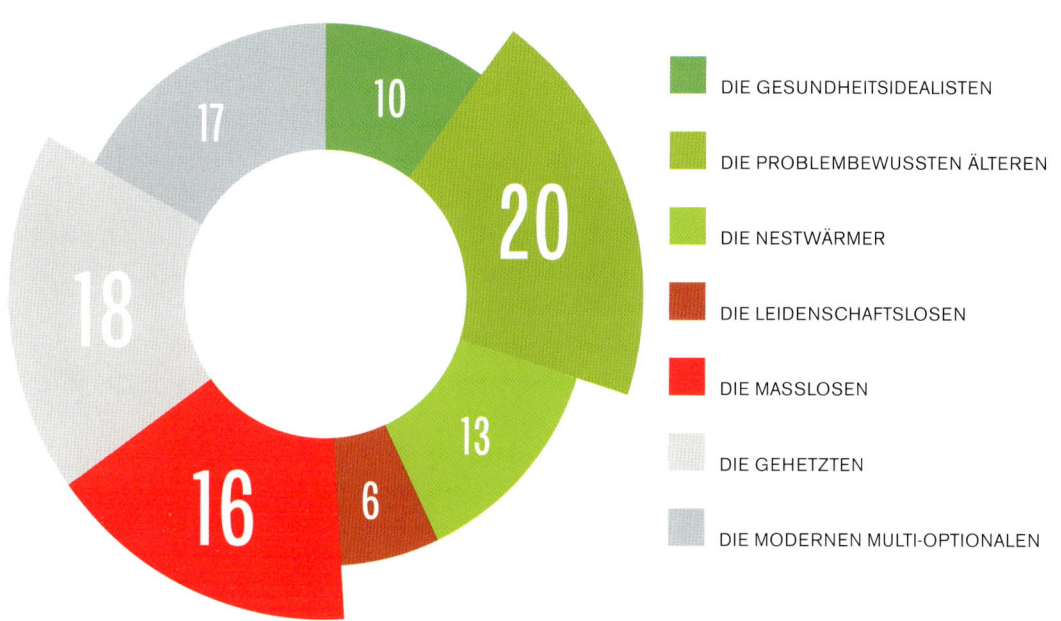

- DIE GESUNDHEITSIDEALISTEN
- DIE PROBLEMBEWUSSTEN ÄLTEREN
- DIE NESTWÄRMER
- DIE LEIDENSCHAFTSLOSEN
- DIE MASSLOSEN
- DIE GEHETZTEN
- DIE MODERNEN MULTI-OPTIONALEN

VERGLEICH ZUR GESAMTBEVÖLKERUNG

Lesebeispiel: 20 % der Befürworter des Szenarios sind Problembewusste Ältere (oben). Da diese in der Gesamtbevölkerung zu 12 % vertreten sind, ist ihr Anteil bei den Befürwortern dieses Szenarios um 8 Prozentpunkte höher als in der Gesamtbevölkerung.

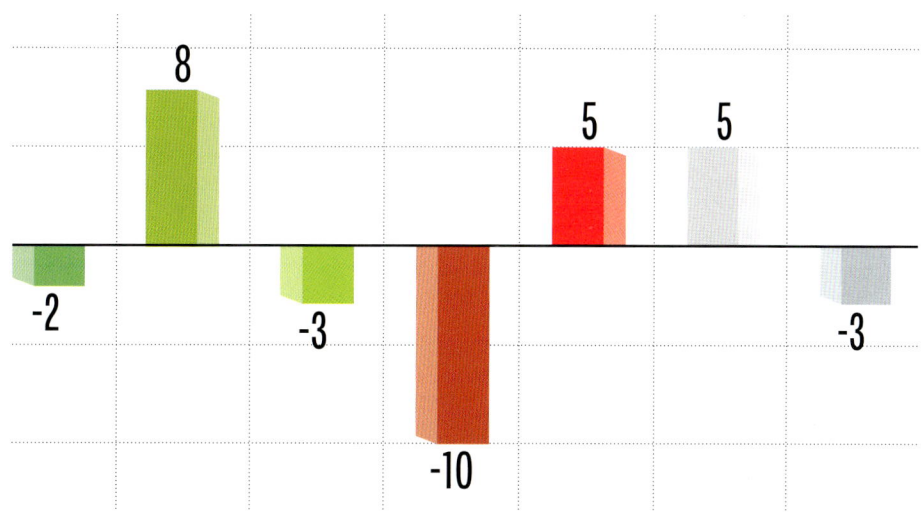

STATISTISCHE ANGABEN: in %; Basis: total n=1.029, Szenario 1 „Gefällt mir" Top 2 n=248
Q6: Bitte bewerten Sie nun das Szenario anhand der folgenden Aussagen. Bitte geben Sie mithilfe des Schiebereglers an, wie Sie das Szenario beurteilen.

Wie kaufen wir ein?
Haupsächlich online und im automatisierten Abo.

Der Einkauf von Grundnahrungsmitteln ist nicht mehr üblich. Stattdessen wird Essen ausschließlich als zubereitete Mahlzeit oder als Mix für den 3-D-Drucker zu Hause konsumiert. Die dazu notwendigen Bestellungen werden online abgewickelt. Abo-Services und Flatrates sind selbstverständlich. Algorithmen nehmen Verbrauchern viele Entscheidungen ab.

ALGORITHMUS SCHREIBT SPEISEPLAN.

Wer nicht kocht, kauft anders ein. Den wöchentlichen Lebensmitteleinkauf mit vielen Grundnahrungsmitteln, die im Laufe der Woche verkocht werden, gibt es nicht mehr. Das zu Hause lagernde Sortiment an Fertiggerichten und Snacks wird hauptsächlich online eingekauft. Frische spielt hier keine Rolle. Abo-Modelle und Flatrates sorgen dafür, dass die Verbraucher jederzeit ausreichend von ihren Lieblingsmahlzeiten zu Hause vorrätig haben. Frisch gekochte Mahlzeiten werden von Lieferservices gebracht. Weil viel öfter und regelmäßiger solche Angebote in Anspruch genommen werden, haben sich auch hier Abo-Modelle etabliert: Basierend auf den Präferenzen des Kunden werden pünktlich die gewünschten Mahlzeiten serviert. Die Möglichkeit zur großen Auswahl ist dabei gar nicht

> Man lässt sich die Sachen bringen: an die Tür, per Post oder durchs offene Fenster.
>
> **JENS**

notwendig – und wird auch nicht vermisst: ein Stück Einfachheit mehr. Man verlässt sich auf die Algorithmen der Anbieter, die den Geschmack des Kunden auf Basis bisheriger Bestellungen gut einschätzen können. Durch dieses System lassen sich Lieferangebote viel günstiger durchführen. Auch bei den Gerichten selbst liegt der Fokus auf preiswerter Quantität: günstiges Essen und davon viel! Solche Lieferangebote haben viele Anhänger, weil sie das tägliche Leben einfacher machen.

LEIDENSCHAFTSLOS GEGENÜBER DEM EINKAUF.

Das Thema Einkaufen wird von den Verbrauchern im Gegensatz zu den Koch- und Verzehrgewohnheiten relativ leidenschaftslos rezipiert, wenngleich die Abneigung dominiert. 8 % der Befragten, die dieses Szenario für das unwahrscheinlichste halten, nennen offen gefragt einen Aspekt des Einkaufens als etwas, das ihnen daran missfällt *(siehe Abbildung 33)*. Etwas Positives fällt den Befragten zum Einkauf in diesem Szenario kaum ein.

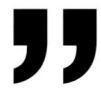

> Anbieter innovativer Lösungen
> können die absolute Preisfokussierung
> aufheben.
>
> **FRANK REHME**

Was heißt das für Industrie, Handel und Out of Home?

→ **ESSEN ALS SERVICE DENKEN.** Um im Markt des „Einfachen Sattwerdens" zu reüssieren, braucht es nicht nur günstige Angebote. Vielmehr muss die entscheidende Frage gestellt werden, was das Leben tatsächlich einfacher macht. Sich in die Rolle und das Leben des Verbrauchers einzufühlen ist dafür essenziell. Einfaches Sattwerden hat sehr viel mit dem richtigen Service zu tun: zur richtigen Zeit am richtigen Ort sein; Zusatznutzen anbieten; personalisierte Angebote und Mahlzeiten schaffen; neue Bezahlmodelle implementieren.

→ **NOCH GÜNSTIGER WERDEN.** Das günstige Angebot will auch finanziert werden. Preiswerte Rohstoffe, effiziente Produktion und eine schlanke Unternehmensorganisation sind selbstverständlich. Wer sein Angebot noch günstiger machen will, muss neue Wege der Finanzierung und Kosteneinsparungen gehen: sei es über Werbung auf Verpackungen, gemeinsame Immobiliennutzung mit anderen Unternehmen, Zusammenarbeit mit Logistikanbietern oder punktuellen strategischen Kooperationen mit Mitbewerbern. Die Herstellung näher an den Ort des Verzehrs zu bringen ist eine weitere Strategie: Die Produktion wird an den 3-D-Drucker des Verbrauchers ausgelagert.

→ **PARTNERSCHAFTEN MIT KÜCHEN- UND HEIM-TECHNOLOGIE-ANBIETERN.** In Zukunft werden in die Küche neue Geräte und Technologien einziehen. 3-D-Drucker sind nur ein Beispiel dafür. Wer bei dieser Entwicklung vorn dabei sein will, geht bereits jetzt mit Technologie-Anbietern strategische Partnerschaften ein. Das ermöglicht es, Nahrungsangebote zu entwickeln, die bei Markteintritt der neuen Geräte eine herausragende Qualität haben. Die Kombination der neuen Gerichte mit den neuen Geräten hilft beiden bei der Positionierung im neuen Markt.

Abbildung 33

DAS GEFÄLLT UND DAS GEFÄLLT NICHT AM SZENARIO
EINFACHES SATTWERDEN IN EINEM VIRTUELLEN UMFELD

Vernetzte Isolation stößt auf Skepsis.

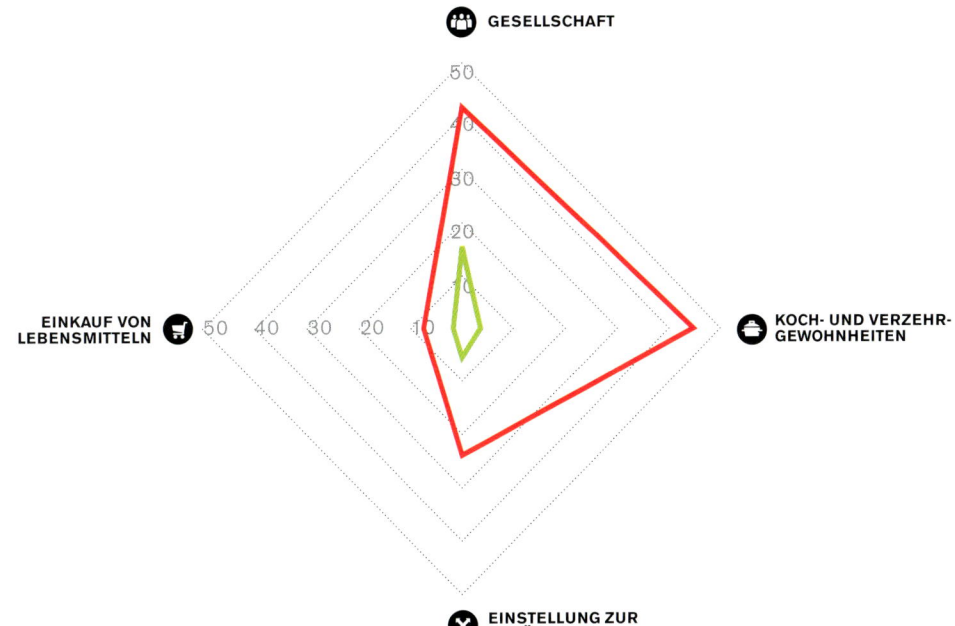

LESEBEISPIEL: Treiber: 17 % der positiven offenen Nennungen der Befragten, die dieses Szenario für das wahrscheinlichste halten, beziehen sich auf Aspekte des Themenbereichs Gesellschaft (oben). Darunter ist der Aspekt des Einfachen, Unkomplizierten mit 12 % der offenen Nennungen der Spitzenreiter (unten). Barrieren: 44 % der negativen offenen Nennungen der Befragten, die dieses Szenario für das am wenigsten wahrscheinliche halten, beziehen sich auf Aspekte des Themenbereichs Koch- und Verzehrgewohnheiten (oben). Das seltene Verlassen der Wohnung (Themenbereich Gesellschaft) ist mit 22 % der Spitzenreiter der negativen offenen Nennungen (unten).

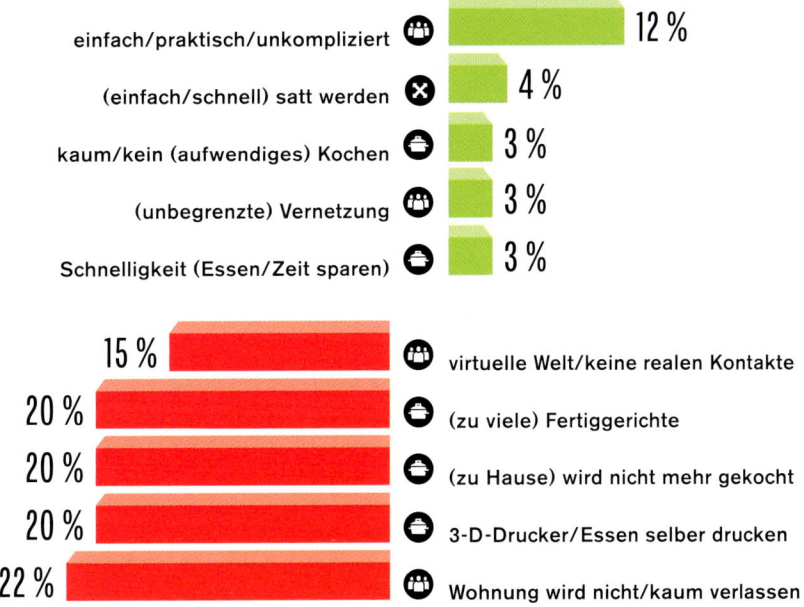

STATISTISCHE ANGABEN: in %; Basis: Szenario 5 lt. Q7 „am wahrscheinlichsten" und „am wenigsten wahrscheinlich", n=147, n=367 // Q8: Sie haben gerade dieses Szenario ausgewählt, das am wahrscheinlichsten eintreffen wird. Bitte geben Sie einmal alles an, was Ihnen an diesem Szenario besonders gefällt. / Q9: Sie haben angegeben, dass dieses Szenario am unwahrscheinlichsten eintreffen wird. Bitte geben Sie einmal alles an, was Ihnen an diesem Szenario überhaupt nicht gefällt. – Jeder Treiber/jede Barriere ist einem Themenbereich (Gesellschaft, Koch- und Verzehrgewohnheiten etc.) zugeordnet.

MARKUS SCHRECKHAAS

„Es geht um Innovationen, die Orientierung geben."

Herr Schreckhaas, in einem Ihrer Interviews weisen Sie darauf hin, dass wir in Deutschland – historisch gesehen – zum ersten Mal nicht mehr in einer Mangelgesellschaft leben. Es gibt genug zu essen. Welche Auswirkungen hat das auf unser Ernährungsverhalten?

Die Esskultur unserer Überflussgesellschaft gipfelte jüngst im XXL-Schnitzel und einer Art „All You Can Eat"-Kultur. Davon lösen wir uns allmählich, die Talsohle unreflektierter Völlerei scheint durchschritten. Manche Gewohnheiten und Muster – gerade beim Essen – halten sich jedoch zäh. Deshalb sind neue Trends auch immer eingebettet in Altbekanntes: Momentan sind die Labels „vegan" und „glutenfrei" in und dabei, sich dauerhaft zu etablieren. „Vegane All You Can Eat"-Buffets sind da ein logischer Schritt. Wir nennen sie natürlich nicht so, wir sagen dazu „veganes Brunch", und schon funktioniert die Sache. Trends brauchen eine historische Anleihe, um zu funktionieren.

Welche Auswirkungen wird die digitale Vernetzung auf das Ernährungsverhalten bis 2030 haben?

Die mitunter größten Versprechen der vernetzten Welt lauten Erreichbarkeit, Verfügbarkeit und Geschwindigkeit. Der Zugriff auf Informationen und die Kommunikation innerhalb der Community führen letztlich zu anspruchsvolleren und kritischeren Verbrauchern. Die Konsumenten im Jahr 2030 werden sich als Experten begreifen. Sie wollen aber auch als solche ernsthaft wahrgenommen werden.

Viele Menschen fühlen sich aber von der Fülle an Informationen und Optionen überfordert.

Die einfache Verfügbarkeit von Informationen nimmt der Verbraucher selbstverständlich an. Vieles passiert ja fast automatisch. Eigentlich haben wir es mit einer Art Reizüberflutung zu tun, denn der Konsument wird ja auch über Dinge informiert, die er vielleicht gar nicht wissen möchte. Letztlich erkennt man momentan zwei große Problemfelder: Erstens fällt es dem Konsumenten zunehmend schwer, Informationen zu selektieren und verwertbares Wissen für den Alltag zu generieren. Zweitens manövriert sich der Konsument in ein

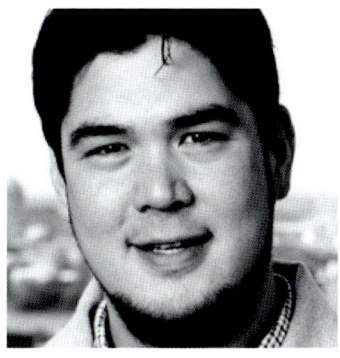

Markus Schreckhaas ist Kulturanthropologe und forscht an der Universität Regensburg zum Thema Ernährung.

Dilemma, das mit dem Problem der kognitiven Dissonanz bereits hinreichend beschrieben ist: die eigene innere Einstellung wiederspricht dem alltäglichen Handeln. Niemand würde offen Tierleid befürworten, der Verbraucher nimmt es aber noch in Kauf. Dies ändert sich nun allmählich. Momentan liegt eine faszinierende Chance in Händen der großen und etablierten Lebensmittelproduzenten, die derzeitige Consumer Confusion aufzulösen. Zielführende Strategien müssten Werte um Vertrauen und Authentizität stärken. Aber nur, wenn's auch ernst gemeint ist! Einfache Whitewashing-Kampagnen sind mittlerweile Zeit- und Geldverschwendung, der Verbraucher entlarvt so was schnell und zweifelt dann eher an einer Marke.

Welche sozialen und kulturellen Innovationen werden an Bedeutung gewinnen?

Momentan erleben wir eine Ausdifferenzierung der Gesellschaft bis ins anscheinend Unendliche. Aber diese Entwicklung könnte relativ schnell an ihre Grenze stoßen und sich umkehren, denn je mehr Gestaltungsmöglichkeiten einem Menschen zur Verfügung stehen, desto weniger macht er von ihnen Gebrauch. Umgemünzt auf die Esskultur heißt das: je größer das Warenangebot, desto schwerer fällt den Konsumenten die Orientierung. Es werden also jene Innovationen von Bedeutung sein, die den Menschen Orientierung bieten oder identitätsstiftend sind. Um die alleinige Befriedigung des Bedürfnisses „Hunger" geht es schon lange nicht mehr.

Prognose:
So entwickeln sich die sieben Nestlé Ernährungstypen

Neben den skizzierten fünf Zukunftsszenarien und ihrer Präferenz in der deutschen Bevölkerung stellt sich für das NZF die Frage, wie diese Zukünfte selbst die Zukunft, genauer das Ernährungsverhalten und die Einstellung zum Essen im Jahre 2030, verändern werden. Wir haben in den vorangegangenen Kapiteln gezeigt, dass das Thema Gesundheit bereits heute in den Zukunftsszenarien für die Verbraucher eine immer wesentlichere Rolle spielt. Ob in dem von der Mehrheit präferierten Zukunftsszenario „Ressourcenschonende Ernährung in einer werteorientierten Gesellschaft" oder im Szenario „Ernährung zur Selbstoptimierung in einer leistungsorientierten Gesellschaft" – Gesundheit als einer der wichtigsten Werte des 21. Jahrhunderts wird an Bedeutung gewinnen (vgl. auch Werte-Index 2014).

FÜHRT ÜBERFORDERUNG ZU ORIENTIERUNGS-LOSIGKEIT?

Allein dies legt die Vermutung nahe, dass manche der Ernährungstypen, die wir heute in bestimmten Größenanteilen in unserer Gesellschaft identifizieren können, wie insbesondere die Leidenschafts- und Maßlosen mit einem Anteil von knapp unter 30 %, deutlich zurückgehen werden. Einen ebenso großen Anteil in der Bevölkerung machen heute die Gehetzten und Multi-Optionalen aus. Dieser Gruppe fehlen heute häufig Angebote, die sowohl dem Wunsch nach gesunder, ausgewogener Ernährung entsprechen als auch dem Leistungsdruck und hohen Grad der Entstrukturierung in Beruf und Familie gerecht werden. Darin liegt ein nicht unerhebliches Risiko des Abschaltens und der Überforderung. Denn in einer (nahen) Zukunft, die noch stärker durch neue Möglichkeiten und noch mehr Flexibilität geprägt sein wird, werden sich diese Entwicklungen verstärken, und das Risiko einer Orientierungslosigkeit wird steigen. Und damit auch das Risiko des Abschaltens – was ggf. zukünftig zu einem höheren Anteil Leidenschaftsloser führen würde. Entsprechend spannend blieb für uns die Frage, in welche Richtung sich die Ernährungstypen in der Zukunft entwickeln werden.

MEHR GESUNDHEITSIDEALISTEN, WENIGER LEIDENSCHAFTSLOSE.

Für unsere Prognose haben wir die Informationen jedes Teilnehmers an unserer repräsentativen Befragung (1.029 Konsumenten) zu seinem heutigen Ernährungstyp (siehe auch Kapitel „Co-Creation") und seinem

Abbildung 34

Nestlé Ernährungstypen
Verteilung 2015 vs. Prognose 2030
Bewusste Ernährung schlägt Leidenschaftslosigkeit

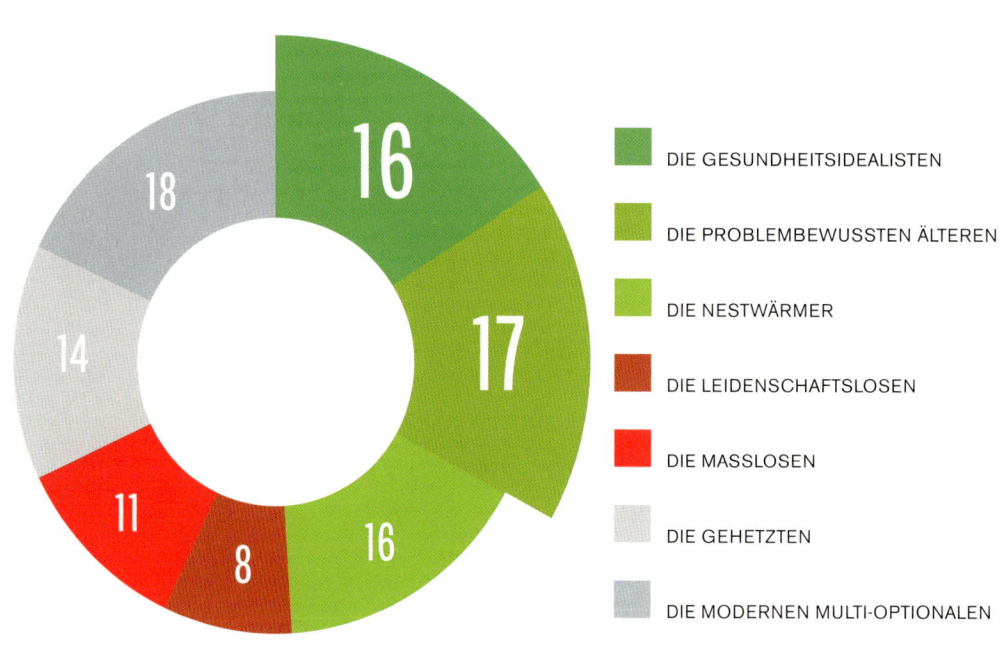

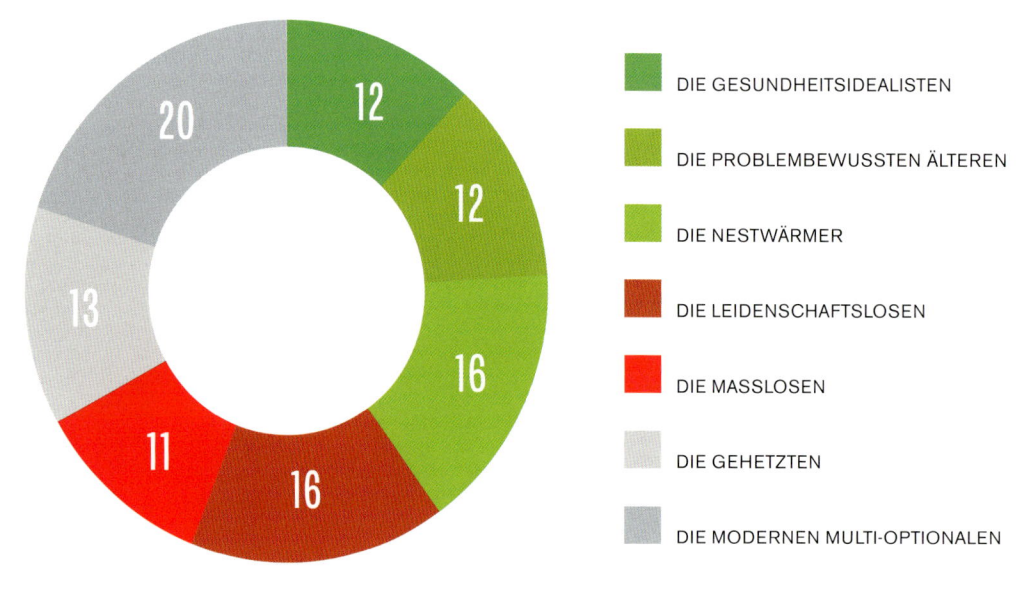

Präferenz-Muster hinsichtlich der vorgestellten Szenarien analysiert. Den Effekt, dass einige Befragte auch mehrere Präferenzen angeben konnten, haben wir durch eine „Gewichtung", also prozentuale statistische Anpassung, ausgeglichen. Im Ergebnis zeigt sich, dass sich durch die Präferenz-Schematik ein neues Bild in der Verteilung der Ernährungstypen ergibt. So erwarten wir nach unserer Prognose 2030 einen deutlich höheren Anteil der Gesundheitsidealisten und auch der gesundheitsfokussierten Problembewussten Älteren. Hingegen wird die Zahl der Leidenschaftslosen signifikant abnehmen. Ebenso wird die Menge der Modernen Multi-Optionalen in Sachen Ernährung im Jahr 2030 nicht weiter ansteigen, sondern diese werden sogar etwas geringer in unserer Gesellschaft vertreten sein. Und das, obwohl Beschleunigung und Flexibilisierung deutlich zunehmen werden.

MEHR LEIDENSCHAFT DURCH RICHTIGE ANGEBOTE.

Warum ist diese Entwicklung bzw. Prognose realistisch? Wir haben den Konsumenten fünf Zukunftsszenarien vorgestellt, die Angebote – oder besser: Lösungen – für einen Ernährungsstil darstellen können, der ihren individuellen Lebensstilen bzw. Bedürfnissen entspricht. Viele Menschen wollen sich gesünder und ausgewogener ernähren, scheitern aber heute oftmals an Vielfalt und Komplexität. 2030 werden auf den individuellen Ernährungsstil zugeschnittene Angebote (Produkte wie Dienstleistungen gleichermaßen) es dem Konsumenten einfacher machen, sich zu orientieren und ein passendes Angebot in einer der Zukünfte zu finden. Insbesondere besteht damit für die Leidenschaftslosen von heute Hoffnung, durch spannende Angebote und neue Möglichkeiten zurück zu einer gesunden, ausgewogenen Ernährung zu finden. Allerdings unterstellt diese Prognose, dass die skizzierten Zukunftsszenarien und die dahinterliegenden Angebote und Dienstleistungen so oder ähnlich dem Konsumenten im Jahr 2030 auch tatsächlich zur Verfügung stehen.

Schluss-folgerungen der Mitglieder des Nestlé Zukunfts-forums

TRENDS – WEGE IN DIE ZUKUNFT.

Die Zukunftsstudie „Wie is[s]t Deutschland 2030?" hat eine eindeutige Trendwende identifiziert: Die Deutschen haben die Talsohle der Angst durchschritten und sind nun deutlich offener für die Chancen der Zukunft. Während sowohl die Wissenschaften als auch die Medien bislang von einem überkritischen und besorgten Verbraucher ausgegangen sind, konnte jetzt ein überraschender neuer, realistischer Optimismus auf der Verbraucherseite festgestellt werden: Die Risiken der globalen Entwicklung im Hinblick auf Umwelt und Erderwärmung werden durchaus wahrgenommen, aber dennoch positive Szenarien für die eigene Ernährung gesehen. Das liegt nicht zuletzt daran, dass in der Bevölkerung immer mehr über die Ernährung gesprochen wird: Stofflichkeit, Wirkungen für die eigene Gesundheit und Genuss, jedoch auch Nachhaltigkeit und globale Verantwortung bewirken einen ganz neuen Blick auf jene Waren, die der Handel bereitstellt. Genau das führt zu einer Verschiebung der Macht: Der Kunde wird auf diese Weise vom überforderten Konsumenten, der nur den Eindruck hatte, zwischen zwei Übeln wählen zu können, zum aktiv Handelnden: Der Kunde hat Macht, und die nutzt er aus. Damit geht eine neue Wahrnehmung der Lebensmittel einher, und die Verbraucherbewertung wird vielschichtiger: Das diffuse Label „bio" verliert sein Korrektheits-Alleinstellungsmerkmal, und eine größere Bandbreite an Lebensmitteln, die sowohl gesund als auch fair produziert und nachhaltig sind, rückt in den Fokus. In Zukunft sehen immer mehr Kunden ihre ethische Verantwortung und sind zudem bereit, sie wahrzunehmen.

Mit diesem Trend geht eine Neubewertung von Tradition einher: Der Trend gegen die naive Idealisierung kehrt sich nun um. Gefahren werden realistischer beurteilt, während die Zukunft als Chance gesehen wird: Neue Technologien können unsere Lebensmittel tatsächlich besser machen, und zwar sowohl gesünder als auch schmackhafter, aber ebenfalls leistungssteigernd, denn die positiven Inhaltsstoffe der Naturprodukte können künftig noch besser identifiziert und damit planmäßig eingesetzt werden.

Verbraucher stellen an die Lebensmittel der Zukunft Anforderungen, die darüber hinausgehen: Ihre Produktion hat möglichst ressourcenschonend zu sein. Dieser ganzheitliche Blick auf die Ernährung bezieht sich auch auf den Verzehr. Allein zu essen ist für viele inzwischen ein notwendiges Übel, dem zunehmend der Kampf angesagt wird: Lebensmittel sollten, so der Verbraucherwunsch, zum individuellen Wertekanon und Lebensstil passen und trotzdem in Gemeinschaft zubereitet und verzehrt werden können – dies erfordert künftig eine Modularisierbarkeit des Angebots, damit gemeinsam gegessen werden kann und trotzdem jeder seine Erwartungen realisieren kann.

Die Verantwortung für die Gestaltung von Zukunft wurde bisher nach einhelliger Meinung eher delegiert an Politik, Medien und Wirtschaft. Nur eine verschwindende Minderheit, so die bisherigen kulturwissenschaftlichen Annahmen, gestalte die Zukunft aktiv. Die Zukunftsstudie kommt auch hier zu einem überraschenden Ergebnis, denn das Kreativpotenzial ist in der Gesellschaft offenbar stark gewachsen. Gemäß den Studienergebnissen werden zwölf Prozent der Bevölkerung aktiv die Zukunft mitgestalten und daher der Gruppe der Zukunftsgestalter zugeordnet.

DIE URSACHEN FÜR DEN PARADIGMENWECHSEL.

Woher rühren die ungeheure Dynamik und dieser mehrfache Paradigmenwechsel? Die große gesellschaftliche und räumliche Mobilität, die permanente Beschleunigung der Digitalisierung und die neue hybride Struktur vieler Lebensläufe haben gewiss maßgeblichen Anteil, münden sie doch in die Erkenntnis, dass ein gesunder Körper und damit eine optimale Ernährung mehr denn je notwendige Bausteine einer erfolgreichen Lebensplanung sind. Dies alles wird zu einem weiteren Bedeutungszuwachs des Themas Ernährung führen, und zwar sowohl funktional-stofflich als auch in Bezug auf den systemischen Einsatz der eigenen Ernährung zur Erlangung von Lebensqualität. In genau diesem Bewusstsein haben, so die Studie, viele Verbraucher heute schon nicht nur eine positiv-emotionale Einstellung zur Ernährung der Zukunft – viele freuen sich darauf –, sondern sie haben zudem eine große Offenheit gegenüber einer visionären Ernährung 2030 – nicht im Sinne naiver Science-Fiction, sondern in Form eines kundigen und realistischen Blicks nach vorn. Es deutet einiges darauf hin, als sei der Konsument weiter als die gegenwärtigen gesellschaftlichen und medialen Diskussionen.

WANDEL DER ERNÄHRUNG – RISIKO ODER CHANCE?

Weit klarer, als es bislang möglich war, lässt die Zukunftsstudie „Wie is[s]t Deutschland 2030?" vorausblicken. Aber die Prognose unterscheidet zunächst nicht zwischen positiven und negativen Trends. Aus gesellschaftlicher und mithin verantwortlicher Perspektive heraus stellt sich allerdings die Frage nach Risiken und Chancen.

Ein signifikantes Risiko für die Konsumenten birgt zunächst ein Verlust an Deutungshoheiten und Handlungsoptionen. Auf die zunehmend komplexe Entscheidungsfindung der Konsumenten wirken so viele Faktoren und Daten ein, dass fremde Akteure oft unbemerkt Einfluss auf die Bürgerinnen und Bürger nehmen; das betrifft insbesondere die stark steigende Anzahl netzbasierter Medien und Informationsdienste. Auch die Interpretation von selbst gesammelten und freiwillig abgegebenen Daten ist in diesem Zusammenhang zu nennen, denn meist wird die Interpretation dieser Daten Dritten überlassen. Big Data und Gesundheitsoptimierung können auf diese Weise einen kaum auflösbaren Widerspruch bilden.

Gefahren drohen auch durch soziale Verwerfungen: Die gewünschte und als positiv wahrgenommene Ernährung können sich mit zunehmendem Öffnen der sozialen Schere immer weniger Menschen leisten. Zudem gilt: Wenn Lebensstile zu Ernährungsstilen werden, wird Essen wieder zum Mittel sozialer Distinktion, polarisiert und wird eher symbolisch als stofflich wahrgenommen.

Heute verfügen viele und insbesondere ältere Konsumenten noch über die Fähigkeit, selbst zu kochen. Auf mittlere Sicht wird der demografische Wandel dazu führen, dass die dann älteren mit Covenience-Produkten und umfangreichem Außer-Haus-Verzehr groß geworden sind – Kochkompetenzen werden dann lebenslang nicht erlangt.

All diese Entwicklungen führen nicht nur bei den Konsumenten zu einer Situation, die kritisch betrachtet werden kann; auch die Hersteller sehen sind dann vor große und teils kaum zu bewältigende Herausforderungen gestellt, denn die Ansprüche der Verbraucher werden sich kaum kostendeckend erfüllen lassen.

Gesamtgesellschaftlich betrachtet scheinen die Chancen der zukünftigen Entwicklung allerdings größer als die Risiken zu sein. Dies liegt vor allem am zunehmenden ethischen Bewusstsein; einerseits aufseiten der Hersteller, andererseits bei einem immer größeren Teil der Bevölkerung. Da zudem eine gesunde Ernährung noch viel stärker zum Wert an sich wird, ist von positiven Effekten für die Konsumenten und für die Umwelt gleichermaßen auszugehen. Außerdem lässt sich mit gesundheitsoptimierten Lebensmitteln eine größere Wertschöpfung erzielen, was innovativen kleinen und mittleren Unternehmen zusätzliche Perspektiven eröffnen dürfte.

AUFGABEN FÜR 2030 – WAS IST ZU TUN?

Die positiven Perspektiven für 2030 können nur dann Wirklichkeit werden, wenn die unterschiedlichen Akteure tätig werden – nicht um Empfehlungen unreflektiert umzusetzen, sondern um die Zukunft verantwortlich zu gestalten, denn nur dann ergeben sich Perspektiven für eine gesündere und genussvolle Ernährung wie auch für eine ressourcenschonendere Produktion und schließlich optimierte Wertschöpfung.

Wir haben gesehen, dass Verbraucherinnen und Verbraucher den Herstellern und im Grunde auch den Medien einen Schritt voraus sind. Es gilt also vor allem für Produktion und Handel, Schritt zu halten: Wenn die Bedürfnisse der Konsumenten sich dramatisch ändern, muss das Angebot transformiert werden. In diesem Zuge ist dem Wunsch nach deutlich personaler ausgerichteten Ernährungsstrukturen ebenso Rechnung zu tragen wie dem neuen Zeitmanagement der Bevölkerung. Wenn Einkauf und Verzehr sich verschränken, wenn der Konsum erlebnisorientiert sein soll, wenn Wünsche nach geänderten Ladenschlusszeiten laut werden, ist ebenso Mut zur Veränderung gefragt wie im Kontext der viel größeren Rolle, die Nachhaltigkeit und Gesundheit spielen werden.

HANDEL.

Vor allem jene Anbieter werden am Markt reüssieren, die nicht nur innovative Produkte, sondern auch neue Wege im Segment Service zu gehen bereit sind. Und nicht zuletzt wegen der zunehmenden Digitalisierung des Handels und eines ganz neuen Verhältnisses vom Offline- zum Onlinehandel wird sich die Versorgungskette nicht modifizieren können – sie steht vielmehr vor einer Revolution.

INDUSTRIE.

Für eine anpassungsfähige Industrie, die nicht nur weltoffener und werteorientierter, sondern auch verbrauchernäher ist und die das innovative Potenzial von Start-ups erkennt, ergeben sich daraus neue Chancen. Das betrifft nicht zuletzt das Niedrigpreissegment, das von einem wachsenden Teil der Bevölkerung nachgefragt werden wird, sollte sich die soziale Schere weiter öffnen. Es gilt, die hohen Ansprüche an Genuss und Gesundheit stärker in dieses Segment zu tragen.

LANDWIRTSCHAFT.

Wird die Industrie diesen vielschichtigen Wandel durchaus vollziehen können, fällt der Landwirtschaft der rasche Wandel naturgemäß viel schwerer. Eine Umstellung der Produktion dauert unter Umständen Jahre. Daher muss sich die Landwirtschaft langfristig auf den Wandel einstellen – und die Landwirte müssen besonders umfassend und nachhaltig informiert werden. Der erfolgreiche Weg in die Zukunft steht ihnen aber nur dann offen, wenn sie sich aktiv in die Implementierung und auch Entwicklung neuer Produkte einbringen, wenn sie an der Entwicklung von Alternativen zu Massentierhaltung oder Fleisch mitwirken.

AUSSER HAUS.

Der Stellenwert der Außer-Haus-Verpflegung wird künftig noch wichtiger. Und auch Restaurants oder Kantinen wird als Informationszentren und soziale Treffpunkte in Zukunft eine größere Bedeutung zukommen. Allerdings müssen sich Angebot und Ambiente verändern, um künftig weiterhin attraktiv zu sein. Die Gestaltung von Restaurants und Kantinen sollte zum Verweilen einladen. Vor allem jene Einrichtungen werden Erfolg haben, die zugleich als Erlebnisraum fungieren. Statt vorwiegend sättigender Angebote für eine breite Masse werden zukünftig individuelle Angebote gewünscht, auch unterwegs. Hierfür ist wiederum eine im besonderen Maße vernetzte Kommunikationstechnologie vonnöten, die es beispielsweise ermöglicht, das Verpflegungsangebot auf das individuelle Gesundheitsprofil abzustimmen.

POLITIK.

Die Politik steht vor einer großen Aufgabe. Das Planen in Legislaturperioden wird sich kaum überwinden lassen. Aber die Politik, die der Wirtschaft die wesentlichen Rahmenbedingungen ihres Handelns vorgibt und auch eine Art Schutz- und Informationshoheit gegenüber den Konsumenten innehat, muss dem Thema Ernährung endlich einen angemessenen Stellenwert einräumen. Erforderlich ist zuvorderst ein neues Leitbild, das sich an der Realität orientiert, denn den Durchschnittsverbraucher gibt es längst nicht mehr. Eine moderne Lebensstilgesellschaft und ein Verbraucherleitbild aus dem Industriezeitalter des 20. Jahrhunderts – eine schwierige Verbindung. Die mündigen, digital vernetzten und operierenden Konsumenten der Zukunft haben sich emanzipiert. Sie brauchen in erster Linie eine neue Qualität von Informationen. Ernährungspolitik darf keine kommunikative Einbahnstraße mehr sein. Viele Bürger hadern schon lange damit, dass politische Mitsprache vor allem an der Wahlurne stattfindet. Aber in Zeiten, in denen Ernährungsstile Leitperspektive für Lebensgestaltung sind und Politik wie auch Weltdeutung stark über Ernährungsthemen wahrgenommen und gestaltet werden, eröffnen sich der Politik gerade auf diesem Feld neue Chancen, mit den Verbrauchern auf Augenhöhe zu kommunizieren und damit positiver wahrgenommen zu werden. Der Schutz vor dem Missbrauch ernährungsspezifischer Daten könnte in diesem Kontext eine Schlüsselrolle spielen. Zudem sollte die Politik auf diesem Feld viel aktiver in Erscheinung treten, vom Bremser zum Beschleuniger werden. Dann könnte sie mit dem Tempo der Veränderungen Schritt halten, und sie würde ein deutlich positiveres Image erhalten. Und schließlich brauchen Gastronomie und vor allem Systemgastronomie und die Verpflegungseinrichtungen der öffentlichen Hand dringend neue Rahmenbedingungen, um zeitgemäß auf die Bedürfnisse der Konsumenten eingehen zu können

NGOS.

Der Wandel wird sich in der nahen Zukunft so beschleunigen, dass auch die NGOs nicht umhinkommen, sich neu aufzustellen. Sie sollten sich von der Reaktion auf mediale Thematisierungskonjunkturen emanzipieren und auf neue Themen setzen. Das betrifft den neuen technologischen Umgang mit rasant wachsenden Datenmengen und neuen Möglichkeiten ihrer Vernetzung, ihrer Auswertung und ihres Missbrauchs ebenso wie die Erkennung und Akzeptanz einer neuen Verbrauchergeneration.

VERBRAUCHERINNEN UND VERBRAUCHER.

Vor den größten Herausforderungen stehen aber die Konsumenten selbst. Für sie ist die Ernährung zur Leitperspektive der Lebensführung geworden. Mit den Strategien, mit denen sie aufgewachsen sind, lässt sich die neue Rolle der Ernährung aber nur schwer gestalten. Sich mit dem Essen zu beschäftigen ist mehr als Unterhaltung - es ist aktive Lebensplanung. Wenn die Wünsche nach gesunder, genussvoller und ethischen Ansprüchen genügender Ernährung befriedigt werden sollen, ist eben auch mehr Verantwortung zu übernehmen. Mündigkeit hat ihren Preis. Aber für viele wird diese neue Aufgabe zu komplex sein. Die moderne Informationsgesellschaft erfordert neue Schnittstellen zwischen Verbrauchern, Politik, Industrie und Vertrieb. Parallel werden sich personale und digitale Strukturen eines neuen Ernährungsmanagements entwickeln, und vielleicht wird eine Instanz entstehen, die gleichzeitig die Produktentwicklung berücksichtigt und zudem hilft, die sozialisierende Kraft gemeinsamen Essens und Trinkens zu nutzen. Es braucht Anlass-Stifter für alte und neue Gemeinschaften, um eine Art neues soziales Lagerfeuer im privaten und im öffentlichen Raum oder auch in Kantinen zu entfachen.

2030 – WEGE ZU EINER AGENDA.

Die Welt von morgen ist noch weit entfernt – aber viel von ihr steckt bereits im Heute. Wir sehen es nur noch nicht. Fest steht immerhin: Wenn sich jüngste Entwicklungen linear fortsetzen, wird der Essalltag sich 2030 fundamental von dem unserer Tage unterscheiden. Die vorliegende Studie versucht, dieses Problemfeld zu benennen und zentrale Fragen zu stellen. Mit der bloßen Formulierung von Forderungen ist es nicht getan. Vielmehr ist eine breite gesellschaftliche Debatte vonnöten. Wie können die Risiken der Digitalisierung gemanagt werden, wie nutzen wir ihre Chancen? Welche neuen Produkte wollen wir eigentlich? Und vor allem: Warum brauchen wir sie? Wie werden wir gesünder, ohne zu verzichten? Was meinen wir überhaupt mit Gesundheit? Beschränkt sie sich nur auf das Individuum und seinen Körper? Wie viel Personalität können wir vertragen? Schließlich is[s]t der Mensch in seiner Individualität nicht gern allein.

Das Thema Ernährung ist in seiner Bedeutung für unser Leben und unsere Lebensqualität und auch in seinen politischen Dimensionen viel zu wichtig, um es nicht ständig neu zu diskutieren, zu hinterfragen und aktiv zu gestalten. Die vorliegende Studie versteht sich als Baustein dieser neuen Dialogkultur. Sie hat den mündigen und zunehmend selbstbewussten Bürger in seinen historischen und personalen Bezügen als entscheidenden Faktor identifiziert und gezeigt, dass er vielen Debatten weit voraus ist: Er kennt Risiken und Chancen und ist bereit, verantwortlich zu handeln. Der Konsument ist optimistischer als sein Umfeld. Aber er hat einen enormen Bedarf nach transparenter Information und fairer Kommunikation. Die notwendigen Debatten der Zukunft drehen sich nicht um Verbraucherbelehrung oder rigide Vorschriften, sondern um die Fragen, wie wir die rasanten gesellschaftlichen und technologischen Entwicklungen sozialverträglich, verantwortlich und auf unsere Bedürfnisse gerichtet gestalten können.

GUNTHER HIRSCHFELDER FÜR DAS NESTLÉ ZUKUNFTSFORUM

Anhang

Die Mitglieder des Nestlé Zukunftsforums

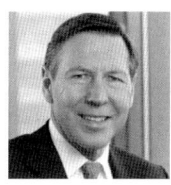

GERHARD BERSSENBRÜGGE | Gerhard Berssenbrügge war vom 1. August 2007 bis 30. Juni 2015 Vorstandsvorsitzender der Nestlé Deutschland AG in Frankfurt. Davor verantwortete er als CEO die weltweiten Aktivitäten der Nestlé Nespresso SA in Paudex/Schweiz. Seine Sporen verdiente sich der studierte Betriebswirt von 1979 an bei Jacobs in Bremen, der heutigen Kraft Foods Deutschland GmbH &. Co KG. Zuletzt war er Deutschland-Chef der Kaffeesparte. 1997 wechselte er zum Nestlé Konzern, der ihm die Verantwortung für die Grocery-Division in Großbritannien übertrug, bevor er 2001 das Nespresso-Geschäft übernahm.

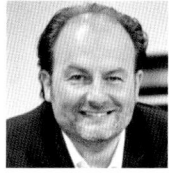

DR. THOMAS ELLROTT | PD Dr. Thomas Ellrott ist Arzt und leitet seit 2007 das interdisziplinäre Institut für Ernährungspsychologie an der Göttinger Universitätsmedizin sowie seit 2010 ehrenamtlich die Deutsche Gesellschaft für Ernährung (DGE) Sektion Niedersachsen. Er ist zudem Gastdozent an der ETH Zürich sowie den Universitäten Hohenheim, Gießen, Osnabrück und Vechta. Arbeitsschwerpunkt ist die interdisziplinäre Forschung über das menschliche Essverhalten zwischen Ernährungswissenschaft, Psychologie, Pädagogik und Medizin. Dabei werden die Determinanten menschlichen Essverhaltens untersucht.
Teilnehmer an einem der Experten-Workshops

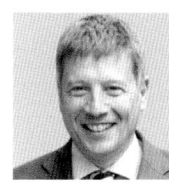

HARTMUT GAHMANN | Hartmut Gahmann ist Direktor für Corporate Communications von Nestlé in Deutschland. Seine Karriere begann Gahmann nach seinem Studium der Germanistik, Geschichte und Pädagogik als Volontär und Redakteur beim Harenberg Verlag. Später wechselte er in die Presse- und Öffentlichkeitsarbeit der Krupp-Hoesch AG. Bevor er 2003 die Leitung des Bereichs „Presse und Öffentlichkeit" bei Nestlé Deutschland übernahm, war Gahmann als Leiter PR und Marketing beim Informations-Zentrum Weißblech sowie als Vice President Corporate Communications bei der Schmalbach-Lubeca AG, Ratingen, tätig.

Die Mitglieder des Nestlé Zukunftsforums

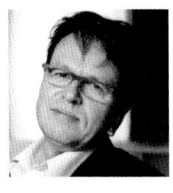

PROF. DR. GUNTHER HIRSCHFELDER | Gunther Hirschfelder ist Professor für Vergleichende Kulturwissenschaft an der Universität Regensburg. Er promovierte 1992 an der Universität Trier in Geschichtswissenschaft und war danach als wissenschaftlicher Mitarbeiter an der Universität Bonn tätig. Seit 1999 übernahm er Professurvertretungen für Kulturanthropologie und Volkskunde an den Universitäten Mainz und Bonn. 2000 folgte seine Habilitation. Arbeitsschwerpunkte sind die historische, gegenwärtige und kulturvergleichende Erforschung der Ernährung.
Teilnehmer an einem der Experten-Workshops

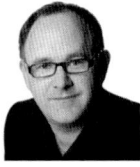

JENS KRÜGER | Jens Krüger ist seit 2010 Geschäftsführer von TNS Deutschland. Sein Einstieg bei TNS erfolgte 1995 als Research Assistant. Danach arbeitete der Soziologe u. a. als Senior Consultant Media und Sponsoring bei TNS Emnid in Hamburg. Seit 2003 ist er Direktor für den Bereich TNS Sport und Sponsoring in Deutschland. Seit 2005 verantwortet er das Communications Research von TNS Infratest mit Fokus Consumer-Insights und Werbe- und Kommunikationsforschung. 2009 übernahm er als Managing Director den Bereich „Consumer & Retail", der 2014 auf „Consumer & Industry" erweitert wurde.

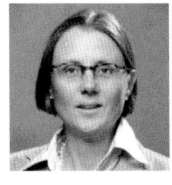

PROF. DR. LISELOTTE SCHEBEK | Liselotte Schebek ist seit 2013 Leiterin des Fachgebiets „Stoffstrommanagement und Ressourcenwirtschaft" an der TU Darmstadt, an der sie seit 2000 lehrt. Die Chemikerin erarbeitete ihre Dissertation am Max-Planck-Institut für Chemie. Nach beruflichen Tätigkeiten im Bereich Umweltschutz wechselte sie in die Forschung und war von 1999 bis 2012 am Karlsruher Institut für Technologie tätig. Ihre Forschungsschwerpunkte sind Nachhaltigkeitsbewertung, Ökobilanzen sowie Ressourcen- und Energieeffizienz. Sie ist Autorin vieler wissenschaftlicher Beiträge und Mitherausgeberin des Buches „Umweltbewertung für Ingenieure".

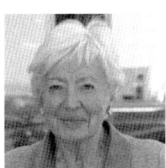
RENATE SCHMIDT | Renate Schmidt ist Vorsitzende und Sprecherin des Nestlé Zukunftsforums (NZF). Ursprünglich als Programmiererin und Systemanalytikerin tätig, wurde sie 1980 Abgeordnete des Bundestags. 1987 bis 1990 war sie stellvertretende Vorsitzende der SPD-Bundestagsfraktion, 1990 bis 1994 Vizepräsidentin des Deutschen Bundestags, 2002 bis 2005 Bundesministerin für Familie, Senioren, Frauen und Jugend. Heute ist sie u. a. als Ombudsfrau für Datenschutz und Korruptionsbekämpfung bei Vodafone sowie als Schirmherrin und Vorsitzende der Kampagne ADHS und Zukunfts-(T)räume tätig.
Teilnehmerin an einem der Experten-Workshops

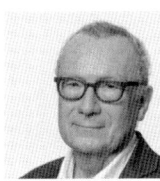
PROF. PETER WIPPERMANN | Peter Wippermann ist Trendforscher und Professor für Kommunikationsdesign an der Folkwang Universität Essen. Ursprünglich Artdirector beim Rowohlt Verlag und beim „ZEITmagazin", baute er 1988 zunächst die Editorial-Design-Agentur Büro Hamburg auf. 1992 gründete er das Trendbüro, Beratungsunternehmen für gesellschaftlichen Wandel und führte damit die Trendforschung in den deutschsprachigen Raum ein. 2002 war er Mitgründer der LeadAcademy für Mediendesign und Medienmarketing. Seit 2014 ist Wippermann Vorstandsmitglied im Efficiency Club der Wirtschaft Zürich.
Teilnehmer an einem der Experten-Workshops

Die Teilnehmer der Experten-Workshops

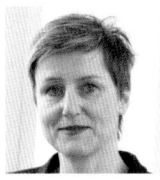

DANIELA BOHLINGER | Daniela Bohlinger ist seit 2014 Sustainability Manager Group Design bei der BMW AG, München. Nach ihrem Diplom- und Master-Studium für Industrial Design, u. a. am Pratt Institute in New York, war sie als Senior Designer für Bree Collection tätig. 2002 wechselte sie zur BMW AG, zunächst als Farb- und Materialdesignerin für BMW Automobile, seit 2009 ist sie auch verantwortlich für Sustainable Design für BMW i. Seit 2012 ist sie zudem Dozentin für den Kurs „Sustainable Design" an der Fachhochschule Schwäbisch Gmünd, den sie dort aufgebaut und integriert hat.

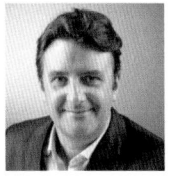

THOMAS DE BUHR | Thomas de Buhr ist seit August 2014 Managing Director von Twitter Deutschland. Zuvor war er für mehr als fünf Jahre im Managementteam von Google DACH tätig. In dieser Zeit gehörte es unter anderem zu seinen Aufgaben, YouTube in den deutschen Markt einzuführen und das Wachstum der Videoplattform voranzutreiben. Weitere Stationen seiner Karriere waren deutsche und internationale Managementpositionen für Mars Inc, die RTL Group, ProSiebenSat.1 AG und Initiative Media.

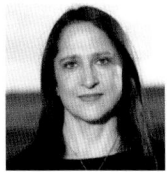

SUNBUL DUBUNI | Sunbul Dubuni ist seit 2008 bei LSG Sky Chefs für die Bereiche Trends sowie Consumer & Market Insights mit dem Themenkomplex Menschen, Reisen und Essen verantwortlich. Davor war sie für internationale Werbe- und PR-Agenturen, mit Fokus auf F&B und Healthcare, in der strategischen Beratung tätig. Ziel ihres interkulturellen und interdisziplinären Ansatzes ist, gesellschaftliche und individuelle Entwicklungen zu verstehen und kundenrelevant umzusetzen.

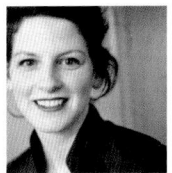

BIRGIT GEBHARDT | Birgit Gebhardt war zwölf Jahre lang für das Trendbüro in Hamburg tätig, zuletzt als Geschäftsführerin. Seit Oktober 2012 berät sie mit ihrem eigenen Netzwerk Unternehmen auf ihren Wegen in die vernetzte Arbeitskultur. Gebhardt ist u. a. Mitglied der Expertenkommission der Bertelsmann Stiftung, wirkt in der Arbeitsgruppe „Future of Work" des Münchner Kreises mit und ist Associated Researcher am Humboldt Institut für Internet und Gesellschaft. Als Autorin sorgte die gelernte Journalistin mit ihrem Buch „2037 – Unser Alltag in der Zukunft" für Gesprächsstoff.

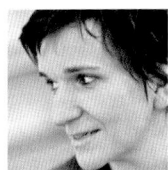

DR. MEIKE GEBHARD | Meike Gebhard ist promovierte Umweltökonomin und Geschäftsführerin der Utopia GmbH. Von 2000 bis 2008 war sie als Director Corporate Development und später als Leiterin des Geschäftsbereichs E-Business des internationalen Fachverlags Reed Elsevier tätig, bevor sie 2008 zu Utopia wechselte. Dort berät sie große Unternehmen bei ihrer Nachhaltigkeitskommunikation auf Utopia.de und bei der Entwicklung und Implementierung von Nachhaltigkeitsstrategien. Meike Gebhard ist Expertin in den Bereichen Nachhaltigkeitsstrategie, Social Media und Verbraucherkommunikation.

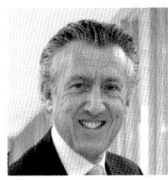

ANDREAS HACKER | Andreas Hacker ist aktuell CEO der TriplEAT Holding AG. 28 Jahre lang war er für McDonald's tätig, davon 15 Jahre als CEO für Zentraleuropa und Zentralasien. Als erster Nichtamerikaner war er im Board of Directors.

Die Teilnehmer der Experten-Workshops

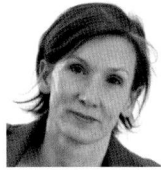

GABRIELA KAISER | Gabriela Kaiser arbeitet seit 2002 als Trendberaterin für die Bereiche Wohnen, Design und Lifestyle. Die Schwerpunkte ihrer Arbeit sind Trends, Produkte, Kundenwünsche und Produktpräsentation. Zu ihren Kunden gehören Unternehmen aus Industrie und Handel sowie auch Messen. Von 2010 bis 2014 hatte sie zudem den Lehrauftrag für Strategie- und Trendforschung an der Technischen Hochschule Georg Simon Ohm in Nürnberg inne. Sie hält Vorträge auf internationalen Messen, Design- und Trendveranstaltungen und schreibt regelmäßig Artikel für verschiedene Fachmagazine.

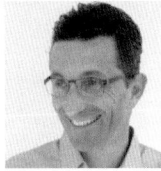

PROF. MARTIN KUSSMANN | Martin Kussmann ist seit 2011 Leiter des Molecular Biomarkers Core des Nestlé Institute of Health Sciences (NIHS) an der Eidgenössischen Technischen Hochschule Lausanne (EPFL). Zuvor leitete er die Functional Genomics Group am Nestlé Forschungszentrum in Lausanne. Kussmann promovierte u. a. an der University of California, San Francisco, USA. Seine Forschungstätigkeit umfasst die Fachgebiete Proteomik, Lipidomik, Metabonomik und Mikronährstoffanalyse. Kussmann ist Honorarprofessor an der Universität Aarhus sowie Dozent an der Fakultät für Biowissenschaften an der EPFL.

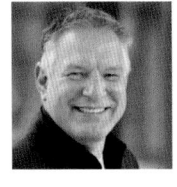

FRANK REHME | Frank Rehme hat mehr als 35 Jahre Berufserfahrung in Handel und Industrie. Als langjähriger Innovationsmanager der METRO Group hat er national und international Meilensteine im Handel gesetzt. In seinem eigenen Unternehmen gmvteam GmbH setzt er dieses Bemühen nahtlos fort. 2014 gründete er die Ideenmanufaktur denkubator zur Förderung kreativer Ideenentwicklungen. Er engagiert sich u. a. im Vorstand des Bundesverbands Medien und Marketing und des Deutschen Verpackungsinstituts (dvi). Zudem ist er Coach, Speaker und steht als Business Angel jungen Start-ups zur Seite.

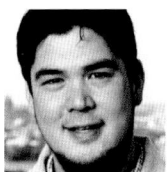
MARKUS SCHRECKHAAS | Markus Schreckhaas ist als Kulturwissenschaftler am Institut für Information, Medien, Sprache und Kultur der Universität Regensburg tätig. Als Doktorand widmet er sich dort seit 2011 dem Feld der Nahrungsforschung. Zudem ist er freiberuflich im Kultur- und Medienbereich als Realisator und Redakteur tätig. Neben der menschlichen Ernährung liegen seine Themenschwerpunkte in der Trend- und Konsumforschung sowie in der analytischen Betrachtung kultureller Phänomene.

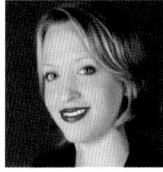
WIEBKE SOKOLOWSKI | Wiebke Sokolowski hat 25 Jahre Erfahrung mit Branding und Consumer Insight. 2011 gründete sie ihre Markenberatung headhackers. Von 2000 bis 2010 war sie internationaler Markenexperte bei der Boston Consulting Group. Von 1990 bis 2000 arbeitete sie als Director Strategic Planning in verschiedenen Werbe-, Planning- und Multimedia-Agenturen. Sie führt Branding- und Insight-Projekte in allen Branchen und Markenführungsdisziplinen durch und kombiniert dabei Strategieberatung mit Marktforschung.

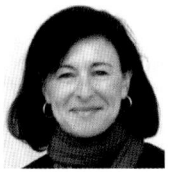
MEIKE WEBER | Meike Weber ist Architektin und Kulturmanagerin. Als Verlagsleiterin des Instituts für internationale Architekturdokumentation GmbH & Co. KG entwickelt sie seit zwölf Jahren neue Inhalte und Formate der Architekturfachzeitschrift „Detail", u. a. DETAIL research, ein offenes Netzwerk aus Architektur, Wirtschaft, Forschung und Politik, das sich der „Zukunft des Bauens" und den Auswirkungen gesellschaftlicher Veränderungen auf Architektur und Stadt widmet. Zu diesem Thema lehrt Meike Weber auch an der HAWK Hildesheim und berät unterschiedliche Gremien aus Wirtschaft, NGOs, Lehre, Forschung und Politik.

Die Teilnehmer der Konsumenten-Workshops

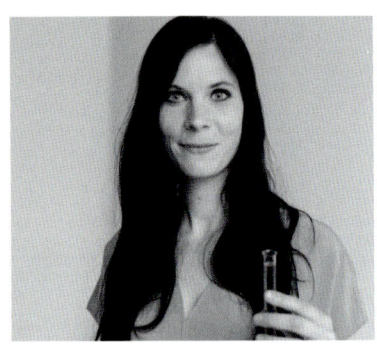

LENA, 34, Tierpflegerin

Lena, Du bist auf dem Titelbild des Szenarios „Ressourcenschonende Ernährung in einer werteorientierten Gesellschaft" zu sehen. Was findest Du an dieser Zukunftsperspektive besonders interessant?
Nicht jedes Fleischstück, das gegessen wird, muss aus einem Tier gewonnen werden. Menschen, die heute Fleisch essen, ohne einen Gedanken an Herkunft und Produktion zu verschwenden, würden sicherlich auch nachgezüchtetes Stammzellenfleisch essen. Menschen hingegen, die sehr bewusst Fleisch essen, können dann immer noch das Fleisch von Tieren aus wirklich guter Haltung konsumieren.

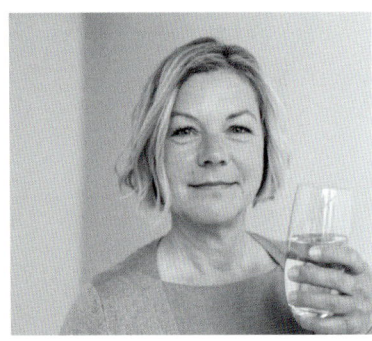

CHRISTINE, 52, Redakteurin

Christine, auf dem Titelbild des Szenarios „Gemeinschaftliches Essen als Erlebnis in einer entstrukturierten Gesellschaft" isst Du gemeinsam mit Kollegen in der Kantine. Hast Du 2030 noch selbst eine Küche zu Hause?
Nein, das lohnt sich nicht mehr. Ich hab noch eine kleine Ecke, wo ich mir einen Kaffee oder einen Tee machen kann. Und es gibt ein Induktionsfeld, wenn ich mal schnell eine Suppe kochen will. Wenn ich Freunde und Familie zum Essen einladen möchte, kann ich im Vorfeld in der Gemeinschaftsküche einen abgetrennten Bereich mieten.

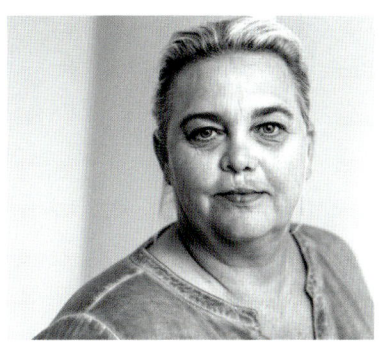

BRIGITTE, 49, Geschäftsführerin

Brigitte, Du bist auf dem Titelbild des Szenarios „Reflektierter Genuss in einer auf Eigenverantwortung setzenden Gesellschaft" zu sehen. Was gefällt Dir an diesem Szenario?

Dass dieses übermäßige und unvernünftige Essen aufhört. Stattdessen ist jeder in der Lage, sich gesund und wertvoll zu ernähren. Der Gesundheitsaspekt spielt für mich eine ganz, ganz große Rolle. Bestimmte Krankheiten wird es einfach nicht mehr geben.

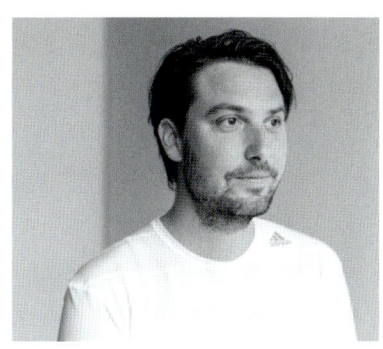

PEER, 37, Musikproduzent

Peer, auf dem Titelbild zum Szenario „Ernährung zur Selbstoptimierung in einer leistungsorientierten Gesellschaft" sitzt Du auf einem futuristischen Trainingsrad, voll verkabelt, um Deine Leistung zu messen. Was gefällt Dir am Prinzip Selbstoptimierung?

Ich merke zunehmend, dass ich nicht unendlich lebe. Da ist es ganz sinnvoll, auch mal die eigene Maschine zu ölen. Aus der heutigen Perspektive mag das Prinzip „Selbstoptimierung" noch ein wenig Big-Brother-mäßig erscheinen. Die Frage ist, wie man persönlich daran wachsen kann. Ich finde es ganz gut, sich so ein bisschen zu überprüfen, wie man denn gerade so steht.

Die Teilnehmer der Konsumenten-Workshops

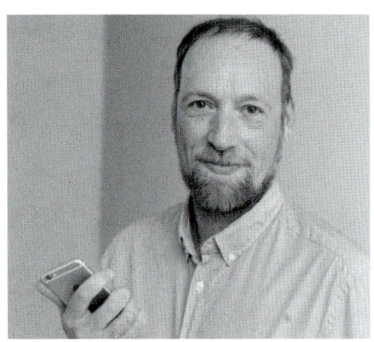

JENS, 52, Musiker

Jens, Du bist auf dem Titel des Szenarios „Einfaches Sattwerden in einem virtuellen Umfeld" zu sehen. Wie fühlt sich diese Zukunft an?

Interessant finde ich daran die Entlastung, die es gibt. Man muss nicht mehr viel selber organisieren, vom Kochen ist gar nicht die Rede. Über den Tag esse ich mehrere Mahlzeiten, per Zustelldienst gebracht, per Drohne oder wie auch immer es in meinen Zeitplan passt.

Abbildungsverzeichnis

1	Entwicklung der Gesamtbevölkerung in Deutschland
2	Altersstruktur von Erwerbspersonen in Deutschland
3	Durchschnittliche Haushaltsgröße in Deutschland
4	Urbanisierungsgrad in Deutschland
5	Was gefällt, ist auch realistisch
6	Die wichtigsten Ergebnisse im Überblick
7	Überblick über alle Szenarien
8	Die Deutschen blicken positiv auf die Zukunft der Ernährung
9	Die Zukunftsgestalter: Gesellschaft
10	Die Zukunftsgestalter: Koch- und Verzehrgewohnheiten
11	Die Zukunftsgestalter: Einstellung zur Ernährung
12	Die Zukunftsgestalter: Einkauf von Lebensmitteln
13	Die sieben Nestlé Ernährungstypen
14	Das sagen die Deutschen zum Szenario Ressourcenschonende Ernährung in einer werteorientierten Gesellschaft
15	Das sagen die Deutschen zum Szenario Ressourcenschonende Ernährung in einer werteorientierten Gesellschaft
16	Diesen Nestlé Ernährungstypen gefällt das Szenario Ressourcenschonende Ernährung in einer werteorientierten Gesellschaft

Abbildungsverzeichnis

17 Das gefällt und das gefällt nicht am Szenario Ressourcenschonende Ernährung in einer werteorientierten Gesellschaft

18 Das sagen die Deutschen zum Szenario Gemeinschaftliches Essen als Erlebnis in einer entstrukturierten Gesellschaft

19 Das sagen die Deutschen zum Szenario Gemeinschaftliches Essen als Erlebnis in einer entstrukturierten Gesellschaft

20 Diesen Nestlé Ernährungstypen gefällt das Szenario Gemeinschaftliches Essen als Erlebnis in einer entstrukturierten Gesellschaft

21 Das gefällt und das gefällt nicht am Szenario Gemeinschaftliches Essen als Erlebnis in einer entstrukturierten Gesellschaft

22 Das sagen die Deutschen zum Szenario Reflektierter Genuss in einer auf Eigenverantwortung setzenden Gesellschaft

23 Das sagen die Deutschen zum Szenario Reflektierter Genuss in einer auf Eigenverantwortung setzenden Gesellschaft

24 Diesen Nestlé Ernährungstypen gefällt das Szenario Reflektierter Genuss in einer auf Eigenverantwortung setzenden Gesellschaft

25 Das gefällt und das gefällt nicht am Szenario Reflektierter Genuss in einer auf Eigenverantwortung setzenden Gesellschaft

26 Das sagen die Deutschen zum Szenario Ernährung zur Selbstoptimierung in einer leistungsorientierten Gesellschaft

27 Das sagen die Deutschen zum Szenario Ernährung zur Selbstoptimierung in einer leistungsorientierten Gesellschaft

28	Diesen Nestlé Ernährungstypen gefällt das Szenario Ernährung zur Selbstoptimierung in einer leistungsorientierten Gesellschaft
29	Das gefällt und das gefällt nicht am Szenario Ernährung zur Selbstoptimierung in einer leistungsorientierten Gesellschaft
30	Das sagen die Deutschen zum Szenario Einfaches Sattwerden in einem virtuellen Umfeld
31	Das sagen die Deutschen zum Szenario Einfaches Sattwerden in einem virtuellen Umfeld
32	Diesen Nestlé Ernährungstypen gefällt das Szenario Einfaches Sattwerden in einem virtuellen Umfeld
33	Das gefällt und das gefällt nicht am Szenario Einfaches Sattwerden in einem virtuellen Umfeld
34	Nestlé Ernährungstypen – Verteilung 2015 vs. Prognose 2030

Quellenverzeichnis

BMAS 2013: Arbeitsmarktprognose 2030. Bundesministerium für Arbeit und Soziales. Verfügbar unter http://www.bmas.de/SharedDocs/Downloads/DE/PDF-Publikationen/a756-arbeitsmarktprognose-2030.pdf

bso 2012: bso-Studie 2012. Zusammenfassung des quantitativen Teils zur „New Work Order"-Studie. Verfügbar unter http://www.buero-forum.de/uploads/media/bso-Studie2012_Final_03.pdf

Europäische Kommission 2013: EU Energy, Transport and GHG Emission Trends to 2050. Verfügbar unter https://ec.europa.eu/energy/sites/ener/files/documents/trends_to_2050_update_2013.pdf

InnoZ 2012: Trends 2030. Mobilität und Logistik. InnoZ-Begleitheft zum Innovationsworkshop 2012 der DB AG. Verfügbar unter http://www.innoz.de/fileadmin/INNOZ/pdf/Broschüren/Trends_2030_-_Mobilität_und_Logistik.pdf

Institut für Arbeitsmarkt- und Berufsforschung 2011: IAB Kurzbericht 16/2011, Institut für Arbeitsmarkt- und Berufsforschung (IAB) der Bundesagentur für Arbeit. Verfügbar unter http://doku.iab.de/kurzber/2011/kb1611.pdf

Statistisches Bundesamt 2011: Bevölkerungs- und Haushaltsentwicklung im Bund und in den Ländern. Heft 1, Ausgabe 2011. Wiesbaden

Strategy Analytics 2012: Smart Home Strategies, Strategy Analytics. Zusammenfassung verfügbar unter http://www.elektroniknet.de/kommunikation/sonstiges/artikel/90660/

Vereinte Nationen 2012: World Urbanization Prospects: The 2011 Revision, United Nations, Department of Economic and Social Affairs, Population Division

Werte-Index 2014: Werte-Index 2014, Prof. Dr. Peter Wippermann/ Jens Krüger (Hrsg.), Deutscher Fachverlag

WHO 2014: Health Topics/Depression. Verfügbar unter: http://www.emro.who.int/health-topics/depression/index.html

Z-Punkt 2014: The Future of Work. Jobs and Skills in 2030. Evidence Report 84, Februar 2014

HERAUSGEBER | Nestlé Zukunftsforum
VERANTWORTLICH | Hartmut Gahmann, Nestlé Deutschland AG
WISSENSCHAFTLICHE LEITUNG | Jens Krüger, TNS Infratest
Katja Popanda, Nestlé Deutschland GmbH

AUTOREN | Maria Angerer, Sunbul Dubuni, Dr. Thomas Ellrott, Dr. Meike Gebhard, Birgit Gebhardt, Andreas Hacker, Prof. Gunther Hirschfelder, Gabriele Kaiser, Jens Krüger, Prof. Martin Kussmann, Frank Rehme, Prof. Dr. Liselotte Schebek, Renate Schmidt, Markus Schreckhaas, Meike Weber, Prof. Peter Wippermann

REDAKTION | Maria Angerer; Sara Mruck, Nestlé Deutschland GmbH
PROJEKTMANAGEMENT | Sara Mruck, Nestlé Deutschland GmbH, Joachim Bacher, Svantje Nissen, Dr. Marion Rommelspacher, TNS Infratest
LEKTORAT | Uta Kleimann
ART-DIREKTION | Jürgen Kaffer
ARTWORK | Thomas Kappes (Illustration); Edgar Rothmann/Jens Neumann (Foto)
TITELBILD | Thomas Kappes
BILDNACHWEISE | Nestlé Zukunftsforum

HERSTELLUNG UND VERTRIEB | Deutscher Fachverlag GmbH, dfv corporate media, Mainzer Landstraße 251, 60326 Frankfurt am Main

Alle Rechte vorbehalten.
Alle Texte sind urheberrechtlich geschützt. Jede nicht ausdrücklich vom Urheberrechtsgesetz zugelassene Verwertung wie Nachdruck, Vervielfältigung, elektronische Verarbeitung und Übersetzung bedarf der Zustimmung des Verlages oder des Nestlé Zukunftsforums. Der Verlag und die Redaktion übernehmen keine Haftung für die Angaben in den redaktionellen Beiträgen sowie den Studieninhalten. Die alleinige Verantwortung liegt bezüglich der redaktionellen Beiträge bei den Autoren, bezüglich der Studieninhalte beim Nestlé Zukunftsforum.
© 2015 Nestlé Zukunftsforum und Deutscher Fachverlag GmbH, Frankfurt am Main
DRUCK UND VERARBEITUNG: Kösel GmbH & Co. KG, 87452 Altusried-Krugzell
ISBN: 978-3-86641-309-2
Das Nestlé Zukunftsforum bedankt sich bei allen, die an der Studie mitgewirkt haben. Besonderer Dank gilt den Experten und Interview-Partnern für die freundliche Überlassung ihrer Beiträge.